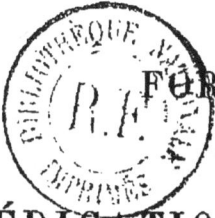

FORMULAIRE

DES

MÉDICATIONS NOUVELLES

LIBRAIRIE J.-B. BAILLIÈRE ET FILS

BIBLIOTHÈQUE DE THÉRAPEUTIQUE publiée sous la direction de A. GILBERT et P. CARNOT.

VOLUMES PARUS :

Physiothérapie, Mécanothérapie, Hydrothérapie, par FRAIKIN, GRÉNIER DE CARDENAL, CONSTENSOUX, TISSIÉ, DELAGENIÈRE, PARISET. 1909, 1 vol. in-8 de 404 pages, avec 114 figures, cartonné............... 8 fr.
Médicaments microbiens, Bactériothérapie, Vaccination, Sérothérapie, par METCHNIKOFF, SACQUÉPÉE, REMLINGER, L. MARTIN, VAILLARD, DOPTER, BESREDKA, WASSERMANN, LEBER, SALIMBENI, DUJARDIN-BEAUMETZ, CALMETTE. 1909, 1 vol. in-8 de 404 pages, avec figures, cart....... 8 fr.
Kinésithérapie, Massage, Mobilisation, Gymnastique, par CARNOT, DAGRON, DUCROQUET, NAGEOTTE-WILBOUCHEWITCH, CAUTRU, BOURCART. 1909, 1 vol. in-8, 530 pages, avec 350 figures, cartonné..... 12 fr.
Électrothérapie, par le Dr NOGIER, professeur agrégé à la Faculté de médecine de Lyon. 1909, 1 vol. in-8 de 528 pages avec 251 figures, cartonné... 10 fr.
Traitement des Maladies cutanées et vénériennes, par les Drs CH. AUDRY, J. NICOLAS et M. DURAND, professeurs de Clinique des maladies cutanées et syphilitiques aux Universités de Toulouse et de Lyon. 1909, 1 vol. in-8 de 694 pages, avec 143 figures, cartonné....... 12 fr.
Régimes alimentaires, par le Dr MARCEL LABBÉ. 1910, 1 vol. in-8, cart... 12 fr.
Thérapeutique urinaire, par les Drs ACHARD, PAISSEAU, MARION. 1910, 1 vol. in-8, cart................................... 12 fr.

BOCQUILLON-LIMOUSIN. — Formulaire des Médicaments nouveaux, par BOCQUILLON-LIMOUSIN, 22e édition. 1910, 1 vol. in-18, cart.. 3 fr.
DANIEL (C.). — Mémorial thérapeutique. 1903, 1 vol. in-12, format portefeuille, de 240 pages. Relié maroquin souple......... 3, fr. 50
GARDETTE (V.). — Formulaire des spécialités pharmaceutiques pour 1910, 1 vol. in-18 de 426 pages, cartonné................. 5 fr.
GILLET (H.). — Formulaire des Régimes alimentaires. 1897, 1 vol. in-18 de 316 pages, avec figures, cartonné................ 3 fr.
— Formulaire d'Hygiène infantile individuelle. — Hygiène à la maison. 1898, 1 vol. in-18 de 288 pages, avec 59 figures, cartonné.... 3 fr.
— Formulaire d'Hygiène infantile collective. — Hygiène à l'école, à la crèche, à l'hôpital. 1899, 1 vol. in-18, avec 47 figures, cart.. 3 fr.
— Albuminuries intermittentes (seconde enfance, adolescence). 1902, 1 vol. gr. in-8 de 184 pages................................ 4 fr.
HERZEN. — Guide-Formulaire de Thérapeutique, 5e édition. 1909, 1 vol. in-18, 860 pages, relié............................... 10 fr.
HUCHARD (H.). — Consultations médicales. Thérapeutique clinique, par le Dr HUCHARD, médecin de l'hôpital Necker 1909, 1 vol. in-8 de 600 pages.. 12 fr.
MANQUAT. — Traité élémentaire de Thérapeutique. 5e édition. 1903, 2 vol. in-8... 24 fr.
MARTIN (O.). — Nouveau Formulaire magistral de Thérapeutique clinique et de Pharmacologie, 3e édition. 1909, 1 vol. in-18 de 892 p., relié... 10 fr.
PALASNE DE CHAMPEAUX. — Guide clinique et thérapeutique du praticien. 1 vol. in-8 de 350 pages, cartonné............... 5 fr.
VAQUEZ. — Précis de Thérapeutique. 1907, 1 vol. in-8 de 500 pages, cartonné.. 10 fr.

FORMULAIRE

DES

MÉDICATIONS NOUVELLES

POUR 1910

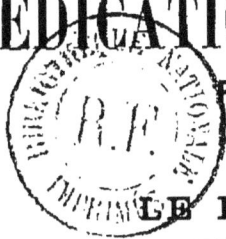

PAR

LE Dr H. GILLET

ANCIEN INTERNE DES HÔPITAUX DE PARIS

CHEF DE SERVICE A LA POLICLINIQUE DE PARIS

PRÉFACE

PAR

H. HUCHARD

MEMBRE DE L'ACADÉMIE DE MÉDECINE

CINQUIÈME ÉDITION ENTIÈREMENT REFONDUE

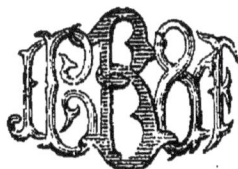

PARIS

LIBRAIRIE J.-B. BAILLIÈRE ET FILS

19, rue Hautefeuille, près du boulevard Saint-Germain

1910

PRÉFACE

Il y a trois ans, je terminais le *Traité des maladies du cœur et de l'aorte* par cette phrase : « La thérapeutique est assez riche en médicaments, elle est trop pauvre en médications. » Telle est l'idée exprimée sur l'utilité de celles-ci, et toujours suivie dans mes volumes de *Consultations médicales*.

Vivant à l'ombre des doctrines régnantes, comme elles, les médications se fortifient, se transforment se complètent incessamment, de sorte que le praticien a besoin d'avoir, non seulement dans sa bibliothèque, mais sur sa table de travail, toujours à portée de sa main, à côté d'un formulaire des médicaments nouveaux, un formulaire des médications nouvelles.

Rapidement et clairement, en 300 pages au plus, il fallait nous apprendre tout ce qu'il faut savoir au point de vue pratique sur les médications acides, anesthésiques, antifébriles, anti-infectieuses, antinévralgiques et antirhumatismales, antisyphilitiques et antituberculeuses, sur les médications, colloïdales, déchlorurantes, hypotensives, ioniques, sur les diverses opothérapies (auxquelles il faut déci-

dément préférer l'ancien nom d'organothérapie),
la photothérapie, la sérothérapie, les sérums antidiphtérique, antipneumonique et antistreptococcique, antituberculeux avec les diverses tuberculines,
les sérums artificiels, etc.

Ce livre indispensable, si désiré, si attendu, le
voilà ! Et je suis doublement heureux et fier de le
présenter aux médecins. Il émane d'un membre de
ma chère famille médicale, puisque l'auteur a été
autrefois mon interne très distingué dans mon
service d'hôpital. Il obéit à cette idée maîtresse
qui a régi tous nos travaux, toutes nos actions,
qui depuis plus de vingt ans a dirigé la rédaction
du *Journal des praticiens* et que nous avons résumée
dans cette phrase : « De la pratique, encore de la
pratique, toujours de la pratique ».

C'est là le seul secret du succès de toutes les
œuvres qui s'inspirent de la même pensée, savent
allier la brièveté à la clarté ; c'est le secret du
succès considérable du frère aîné de ce livre, du
formulaire des médicaments nouveaux de Boc-
quillon arrivé à sa 22e édition ! Tel sera celui du
docteur Gillet sur les médications nouvelles que
j'ai l'honneur de présenter aux praticiens, et que
tous les praticiens liront avec intérêt et profit pour
eux, pour leurs malades.

H. HUCHARD.

AVERTISSEMENT
DE LA CINQUIÈME ÉDITION

L'épuisement rapide de la quatrième édition de ce *Formulaire des médications nouvelles* nous impose l'obligation de rendre annuelle la publication de ce formulaire.

Malgré le peu de temps écoulé entre les deux publications, nous avons procédé à une refonte complète du volume. Nous avons maintenu et condensé tout ce qui gardait encore un caractère d'actualité.

Les matériaux nouveaux n'ont pas manqué.

Tout en conservant dans l'ensemble l'ordre alphabétique, nous avons le plus possible groupé les médications et les traitements similaires en autant de petites monographies.

Pour permettre au lecteur de recourir aux sources, nous avons fourni les indications bibliographiques nécessaires.

Nous remercions le public médical de l'accueil

empressé qu'il manifeste de plus en plus à ce formulaire. Nous nous efforçons et nous nous efforcerons à l'améliorer et comme fond et comme forme, afin qu'il rende le plus de services possible aux praticiens.

H. GILLET.

Janvier 1910.

FORMULAIRE

DES

MÉDICATIONS NOUVELLES

ANALGESIQUES (MÉDICATIONS).

Badigeonnages analgésiques.

Principe de la méthode. — Faire cesser la douleur par la simple application externe.

Nature des médicaments. — Créosote et gaïacol.

Mode d'application. — En applications locales sur la région douloureuse, recouvrir de taffetas ciré.

Contre la névralgie intercostale des tuberculeux, Ferrand se servait de :

Gaïacol............................	ãã Q. E.
Glycérine.........................	

ou encore :

Gaïacol......................	2 grammes.
Vaseline.....................	18 —

ou certaines préparations spécialisées, créosotosol, gaïacosol, dont l'excipient, le vasogène, est tiré des huiles de naphte du Caucase.

1.

Dans le rhumatisme ; salicylate de méthyle *en badigeonnages sur l'articulation douloureuse* ou de même salicylosol ou camphrosol.

Effets. — Ces substances, nullement irritantes pour la peau, même recouvertes d'une toile imperméable, font disparaître la douleur assez rapidement ; si elle se reproduit, on recourt à une nouvelle application.

Mode d'action. — Pas d'action sur la température, par faible absorption.

Si l'on veut obtenir une action anesthésique, se servir du mélange de glycérine et de gaïacol ; si l'on veut une action antipyrétique, badigeonnage de gaïacol pur (Ferrand).

Indications. — *Névralgies*, en général (Ferrand, J. Lucas-Championnière), fluxion des *oreillons*, *rhumatismes*, *affections douloureuses* en général.

ANTIALBUMINURIQUE (MÉDICATION).

MÉDICATION ALCALINE [1] :

Principe de la méthode. — Vu le rapport fréquent entre le taux de l'acidité urinaire et la quantité d'albumine éliminée, l'indication des alcalins semble rationnelle.

Nature du médicament. — Bicarbonate de soude.

Dose. — 9 grammes par jour.

---

[1] R. Von Hœsselin, L'ingestion de bicarbonate de soude ferait disparaître certaines albuminuries (*Münchner medic. Wochenschrift*, 17 août 1909).

Effets. — Diminution ou disparition de l'albuminurie et de la cylindrurie.

Élimination plus considérable du chlorure de sodium.

Amélioration de l'état général.

Indications. — *Néphrites* avec albuminuries et cylindruries, de préférence aux albuminuries orthostatiques qui restent non modifiées, de même les néphrites graves avec urémie.

Voir aussi *Médication calcique* (p. 69).

ANTIANAPHYLACTIQUE (MÉDICATION).

Voir *Sérum antidiphtérique*.

ANTIASTHMATIQUE (MÉDICATION).

Adrénaline......................	$0^{gr},01$ centigr.
Eau distillée....................	10 cent. cubes.

Mode d'administration. — Injection sous-cutanée.

Dose. — Un demi-milligramme, soit $0^{cc},50$ de la solution précédente.

Résultats. — Cessation de l'accès en dix à quinze minutes.

Indications. — Accès d'*asthme*[1].

ANTIBASEDOWIENNE (MÉDICATION).

Principe de la méthode. — La maladie de Basedow, ou mieux de Parry-Graves qui l'ont les pre-

---

[1] VON NOGIÉ, L'adrénaline en injections sous-cutanées contre l'accès d'asthme bronchique (*Berliner klin. Wochenschrift*, (9 mars 1909).

miers décrite, tient à une exaltation de la fonction thyroïdienne. Les modérateurs de cette fonction sont indiqués.

Nature du médicament. — Salicylate de soude (Chibret, Terson, Lannois, Guillon, Lavrand[1]).

Dose. — 2 grammes par jour.

Indications. — *Maladie de Basedow.*

ANTICANCÉREUSE (MÉDICATION).

MÉTHODE DES ANTIFERMENTS.

Principe de la méthode. — D'après les recherches de Pétry, Neuberg, Blumenthal et autres, les tissus cancéreux sont plus riches en ferments que les tissus normaux, d'où l'idée d'enrayer le développement de ces tissus par les substances inhibitrices des ferments.

De plus, les ferments inclus dans les cancers n'y sont pas sous forme active ; ils ont besoin d'une substance activante, qui est la lécithine ; il faut aussi détruire cette lécithine.

Nature des agents médicamenteux. — 1° Sérums animaux, sérum bovin en particulier, liquide d'hydrocèle.

2° Arsenic (atoxyl), quinine (lactate de).

Pour détruire la lécithine : sérum bovin et cholestérine.

---

[1] LAVRAND, Traitement de la maladie de Basedow par le salicylate de soude (*Journal des sciences médicales de Lille*, 1908, n° 25).

Pour détruire les ferments : les agents médicamenteux.

Dose. — Sérum, de 20 à 60 centimètres cubes ; médicaments, doses habituelles.

Mode d'administration. — Les sérums en injections sous-cutanées, les médicaments soit en injections, soit par la bouche.

Indications. — *Cancer* [1] et tumeurs en général.

CHLORATES.

Principe de la méthode. — On sait l'action locale du chlorate de potasse sur les cancers superficiels, cancroïdes ou autres. Les chlorates auraient une action même générale.

Nature du médicament. — Pour cet usage, Barbarin propose la solution :

> Chlorate de magnésie.. ....   30 grammes.
> Eau stérilisée.....................   120   —
> (Barbarin [2]).

1 à 3 cuillerées à café par jour.

Continuer pendant un temps suffisant, jusqu'à résultat.

Indications. — *Cancer en général*, cancer d'organes internes peu accessibles aux moyens chirurgicaux.

TRYPANROTH.

Principe de la méthode. — C'est l'extension au

---

[1] HOFBAUER, Traitement du cancer par les antiferments (*Réunion libre des chirurgiens de Berlin*, 15 juin 1908 ; *Semaine médicale*, 9 décembre 1908).

[2] BARBARIN, Traitement des cancers par les dérivés chlorés (*Société des chirurgiens de Paris*, 23 avril 1909).

traitement du cancer d'un agent parasiticide dans la trypanosomiase (Laveran et Ehrlich).

Nature du médicament. — *Trypanroth.* Corps colorant de la série benzo-purpurique, sous forme de poudre brunâtre, sans odeur, insipide et soluble dans l'eau.

Mode d'administration. — Horand et Jaboulay (de Lyon) font des injections sous-cutanées, en solution dans du sérum physiologique (la forme cachets étant mal supportée par l'organisme).

Effets. — Injection douloureuse ; douleur persistant quelque temps après la piqûre, sans réaction générale. Puis les téguments prennent une coloration rouge vif. Le Dr Schoull (de Tunis) a relaté un cas de cancer de l'estomac dans lequel la tumeur aurait à peu près disparu, en même temps que l'état général se transformait.

Indications. — *Cancers des organes internes,* estomac, etc.

HYPOCHLORITES.

Nature du médicament [1].

Potasse caustique.....................	4 grammes.
Soude caustique.....................	4 —
Eau.....................	1 litre.

Faire passer dans cette solution à saturation du chlore lavé.

Mode d'administration. — Injections sous-cutanées, épaule ou cuisse, près des ganglions de l'organe atteint.

---

[1] J.-E.-A.-G. BAKER, *British medical Journal*, 4 sept. 1909.

Dose. — 1,50 à 2 centimètres cubes chaque jour.

Effets. — Au lieu de l'injection, rien.

Du côté de la tumeur. — Disparition lente.

Du côté de l'état général. — Retour à la santé.

Indications. — *Cancer* récidivé, ganglions cancéreux à distance.

ANTICANCÉREUSE LOCALE.

Principe de la méthode. — Détruire sur place les éléments cancéreux[1].

Nature du médicament. — Formol, solution officinale.

Dose. — 5 à 60 grammes.

Mode d'administration. — Injection intra.

Mode d'action. — Sphacèle partiel de la tumeur et résorption du reste par la réaction leucocytaire et inflammatoire.

Indications. — *Cancers superficiels.*

Voir : *Opothérapie associée, foie, rate et pancréas, radiumthérapie.*

ANTICHOLÉRIQUE (MÉDICATION).

Principe de la méthode. — L'infection cholérique aboutissant à une intoxication par l'acide nitreux, par suite de la décomposition des nitrates[2]

---

[1] LAURENT (de Bruxelles), Traitement du cancer par les injections de formol (*Académie de médecine de Paris*, 23 novembre 1908).

[2] R. EMMERICH, Le syndrome du choléra serait l'effet d'une intoxication nitreuse (*Münchner medic. Wochenschrift*, 21 sept. 1909).

en nitrites et acide nitreux, l'indication se pose :
1º d'entraver la décomposition des nitrates ; 2º de
neutraliser l'acide nitrique formé.

Nature du traitement. — A. NE PAS INTRODUIRE
DE NITRATES.

Régime : Supprimer de l'alimentation les produits contenant des nitrates : concombres, corni-
chons, radis, raves, navets, choux, salades.

Ne pas prescrire de sous-nitrate de bismuth.

B. FACILITER L'ÉLIMINATION DE L'ACIDE NITREUX.

1º Lavage de l'estomac avec des solutions alcalines,
ou bien avec une solution de méta-diamido-benzol,
qui forme avec l'acide nitreux des combinaisons
non toxiques.

2º Injecter cette solution sous la peau.

3º Inhalations d'oxygène (J. Haldane) sous cloche
pneumatique.

En somme, traitement de l'empoisonnement par
les nitrites.

ANTICOQUELUCHEUSES (MÉDICATIONS).

Voir : *Sérothérapie anticoquelucheuse.*

QUINISATION.

L'emploi de la quinine dans la coqueluche date
déjà de loin. Binz l'a repris, mais avec des doses
élevées, possibles chez les enfants avec les nouveaux sels, éthers de quinine, *euquinine, aristochine.*

Des résultats satisfaisants ont été publiés par
le Dr Bardet [1].

---

[1] BARDET, La quinine dans la coqueluche (*Société de thérapeutique*, Paris, 1907).

Dose. — 15 centigrammes jusqu'à 20 centigrammes par année d'âge.

Contre-indication. — Intolérance quinique.

CHLOROFORMISATION MÉDICALE (*coqueluche et affections spasmodiques*).

Application de la chloroformisation à quelques affections médicales spasmodiques.

Nature du médicament. — Chloroforme anesthésique chimiquement pur et récemment distillé.

Mode d'administration. — A l'aide de l'appareil à oxygène du Dr Guglielminetti ou de tout autre appareil à anesthésier permettant un bon dosage, le Dr H. de Rotshchild soumet les coquelucheux à une chloroformisation de cinq minutes jusqu'à résolution seulement.

Effets. — La chloroformisation agirait sur la quinte présente, et influencerait l'état spasmodique en général, d'où cessation plus rapide des quintes.

Loin de provoquer le vomissement, le chloroforme arrêterait la série de vomissements que provoquent les quintes de la coqueluche.

La durée moyenne de la coqueluche est raccourcie.

Indications. — *Convulsions diverses, affections spasmodiques* et, en particulier, *coqueluche, tétanie* (Escherich). Même médication déjà appliquée à l'éclampsie puerpérale.

MORPHINISATION (TRIBOULET [1]).

Nature du médicament et dose. — Chlorhydrate de morphine en solution.

---

[1] TRIBOULET, Les injections de morphine dans la coqueluche (*Société de pédiatrie*, octobre 1908).

Commencer par un quart de centigramme et aller jusqu'à 1 centigramme pour une injection, même chez le nourrisson.

Effets. — Grande tolérance. Diminution des quintes[1].

Action favorable sur les vomissements. Raccourcissement de durée de la maladie.

Inconvénient. — Quelquefois somnolence.

VACCINATION.

Principe de la méthode. — L'observation ayant semblé montrer l'influence du vaccin jennérien sur la coqueluche (Cacho, Pesa, Celli), on cherche par la vaccination à atteindre le principe infectieux de la coqueluche. C'est toute autre chose que le vaccin de la coqueluche.

Nature de l'agent thérapeutique. — La lymphe vaccinale ordinaire.

Mode d'administration. — Vaccination dans les mêmes conditions que d'habitude, par insertion sous-épidermique. Multiplier les piqûres et inoculer de grandes quantités de lymphe vaccinale.

Vacciner même les enfants déjà vaccinés.

Effets. — Évolution de la vaccine et, après la poussée fébrile vaccinale, changement dans la nature de la toux, plus d'accès, plus de quintes ou diminution.

Mode d'action. — Il y aurait dans le vaccin un

---

[1] COMBY et MARFAN, Traitement de la coqueluche par la morphine, discussion (*Société de pédiatrie*, 18 mai 1909).

antidote véritable. Le caractère convulsif ne céderait que par suite de la fièvre, *febris solvit spasmos.* M. Celli a observé que l'apparition d'une varicelle n'avait aucune influence, malgré la fièvre, sur la coqueluche. Donc la vaccine agit plus que par la détermination de la fièvre.

Indication. — *Coqueluche.*
Voir : *Ponction lombaire.*

ANTIDIABÉTIQUE (MEDICATION).

ACIDE.

Principe de la méthode. — Remédier à la déminéralisation.

Nature. — Acide phosphorique [1] (Joulie) :

Acide phosphorique..............	15 grammes.
Phosphate acide de sodium.........	30 —
Eau distillée.....................	250 —

Une cuillerée à café, dans la boisson, aux repas. Ou en limonade :

Acide phosphorique officinal........	28 grammes.
Alcoolature d'orange...............	20 —
Sirop de sucre.....................	250 —
Eau distillée......... Q. S. p. faire	1 litre.
	(BARDET.)

100 centimètres cubes contiennent 1 gramme d'acide anhydre, au titre de 35,4 p. 100.

Dose. — La dose d'acide phosphorique anhydre est de 1 à 5 ou 6 grammes par jour, dans 1 à 6 demi-verres ordinaires à boire, de 200 centimètres cubes.

---

[1] CAUTRU, Traitement du diabète par l'acide phosphorique (*Société de thérapeutique,* 28 avril 1909)

RÉNOVATION [1].

Voir : *Médication rénovatrice.*

ANTIDIPHTÉRIQUE (MÉDICATION).

FERMENT PYOCYANIQUE (PYOCYANASE [2]).

Principe de la méthode. — Dissoudre, par un ferment bactériolytique, le bacille diphtérique.

Nature et mode de préparation du médicament. — Culture en milieu liquide de bacille pyocyanique ; faire tomber au fur et à mesure au fond du vase les fausses membranes de microbes qui se développent à la surface.

Au bout de trois à quatre semaines, il ne se reproduit plus de pellicules.

Quand les fausses membranes précipitées se sont désagrégées et dissoutes, filtrer le liquide à travers un filtre Berkefeld, évaporer dans le vide jusqu'au dixième du volume primitif.

Mode d'administration. — En pulvérisations dans la gorge. En inhalations avec des vapeurs chaudes à l'aide d'un pulvérisateur ou d'un insufflateur.

Répandre sur la plus grande surface possible, le sujet placé dans la position du tubage.

Dose. — 3 à 4 centimètres cubes de pyocyanase chauffée à 40°.

---

[1] GUELPA, Traitement du diabète par la diète et la purgation (*Société de thérapeutique*, janvier 1909).

[2] R. EMMERICH, Le ferment pyocyanique (pyocyanase) comme moyen très efficace de traitement de la diphtérie (*Münchener medicinische Wochenschrift*, 5 et 12 novembre 1907).

Faire plusieurs applications à la file après avoir fait cracher.

Répéter quatre à cinq fois chaque jour.

Dans l'intervalle des pulvérisations, gargarismes avec une solution faible de permanganate de potasse.

Applicable même avec trachéotomie.

Pulvérisation par la canule.

Effets. — Destruction des bacilles dans les fausses membranes et les muqueuses. Arrêt de la multiplication des bacilles qui ne sont pas tués. Destruction ou arrêt du développement des streptocoques et des staphylocoques concomitants. Ne dissout pas le bacille tuberculeux.

Neutralisation de la toxine diphtérique.

Dissolution des fausses membranes par fonte.

Disparition de la fétidité de l'haleine.

Tubage rendu moins nécessaire, et, s'il est pratiqué, durée plus courte, détubage au deuxième ou au quatrième jour.

Chute rapide de la température.

Amélioration de l'état général.

Résultats. — Sur trente-deux cas, une mort seulement (cas grave).

Indications. — *Diphtérie*, mais aussi contre les affections à microbes divers : *choléra*, *fièvre typhoïde*, *peste*, *blennorragie*, *grippe*, *méningite*.

Voir : *Sérum antidiphtérique*.

ANTIGOUTTEUSE (BAINS D'EAU DISTILLÉE).

Principe de la méthode. — L'eau distillée absorbe

très facilement les substances salines. D'où l'idée de l'employer en bains locaux (Leyden [1]).

Nature du traitement. — Bains d'*eau distillée*, chauds, locaux. *Durée* : dix minutes à un quart d'heure.

Tous les deux ou trois jours.

Effets. — Diminution de la douleur et de la rougeur, puis de la tuméfaction.

Indications. — *Goutte* articulaire.

ANTI-INFECTIEUSES (MÉDICATIONS) (Voir aussi : *Médication colloïdale*).

ABCÈS DE FIXATION OU MÉTHODE DE FOCHIER (DE LYON)
PYOGENÈSE ASEPTIQUE ARTIFICIELLE.

Principe de la méthode. — C'est un peu la reprise de la pratique du vieux cautère et de la théorie de l'émonctoire, mais avec l'asepsie en plus. En provoquant une inflammation suppurative non septique dans différents points du corps au moyen d'injections irritantes, on parviendrait pour ainsi dire à épurer le sang et à empêcher l'intoxication due aux infections diverses ; d'où l'idée d'une méthode de traitement des affections pyogéniques ou autres par la provocation d'abcès artificiels (abcès de fixation).

Nature de la médication. — On fait usage d'essence de térébenthine, de térébenthine vieillie ou additionnée de 1 pour 5 de térébenthine de Venise,

----

[1] H. LEYDEN, Les bains d'eau distillée dans la goutte (*Zeitschrift für physikal. u. diæt. Thérapie*, mars 1909).

plus rarement d'éther, de nitrate d'argent, de phosphore, etc.

Mode d'administration. — C'est exclusivement en injections sous-cutanées directement sous la peau qu'on introduit les corps capables de provoquer une réaction inflammatoire, mais aseptique.

Lieux d'injection ; lieux d'élection. — La partie moyenne de la face externe de la cuisse.

Ne *pas* faire *d'injections aux membres* supérieurs par suite de la trop faible circonférence de la région.

Si, après vingt-quatre heures, il n'y a pas de signe de réaction, recommencer l'opération au même point. N'ouvrir l'abcès qu'après chute nette de la température, sans attendre cependant jusqu'à décollement étendu.

Dose. — De quelques gouttes à 1 centimètre cube, selon l'effet à produire ; maximum : 1 à 2 centimètres cubes (Lemoine).

Mode d'action. — On provoquerait ainsi, non seulement une espèce de dérivation, d'émonctoire, mais une exaltation du pouvoir phagocytaire et bactéricide des leucocytes, non seulement localement, mais dans tout l'organisme (Conor [1]).

Si on a parfois rencontré dans ces abcès le même microbe que celui de la maladie traitée, le plus souvent l'abcès est absolument stérile ; mais on y décèle des poisons, non seulement microbiens, mais même végétaux ou minéraux.

---

[1] CONOR, Sur le mode d'action des abcès de fixation (*Société de biologie*, 16 juin 1906).

Il y a vers l'abcès un *appel électif de poison*, qui, pour l'arsenic et le mercure par exemple, serait quatre à cinq fois plus fort que pour le reste des organes.

C'est donc un peu plus que le vieux cautère ou l'ancien vésicatoire[1].

Effets. — A. Locaux. — Localement, développement d'inflammation suppurative, avec ses symptômes locaux : rougeur, chaleur, douleur.

B. Généraux. — Comme retentissement général : frisson, fièvre, embarras gastrique. Peu à peu amélioration : le poumon, par exemple, semble se dégorger et la régression des phénomènes morbides commencer.

Accidents. — Cette méthode aurait pu exposer à de sérieux dangers et provoquer de la néphrite (Semmola). Il est vrai que les abcès s'étaient infectés. Il faut donc y veiller.

Indications. — *Infections puerpérales*[2] graves et différentes infections: *pleurésie purulente, méningite cérébro-spinale* (Vallot[3]), et surtout *pneumonie*[4] (principalement formes graves, traînantes,

---

[1] Jacques Carles, Les abcès de fixation dans les maladies infectieuses et les intoxications. Thèse de Bordeaux, novembre 1902, et *Journal de médecine de Bordeaux*, 15 janvier 1905.

[2] Thiroloix, Pyogenèse aseptique artificielle (*Bulletin médical*, n° 65, 21 août 1907, p. 749).

[3] Vallot, Traitement de la méningite cérébro-spinale par les abcès de fixation, trois cas, trois guérisons (*Association française pour l'avancement des sciences*, Cherbourg, août 1905).

[4] Genest et Genairon, Traitement des pneumonies graves par les injections d'essence de térébenthine (*Loire médicale*, 1905).

n'entrant pas en défervescence après dix jours), *bronchopneumonie*[1], *fièvre typhoïde, septicémie, érysipèle* (Chantemesse), *purpura* (Ed. Hirtz), *intoxications diverses.*

Contre-indications. — Complications rénales, diabète.

LEUCOTHÉRAPIE (LEUCOPROPHYLAXIE [2]).

Principe de la méthode. — Provoquer artificiellement une leucocytose de défense destinée à résister aux infections, fournir plus de leucocytes pour la phagocytose.

En somme, profiter des propriétés diverses des leucocytes, et en particulier de la phagocytose, utiliser un des procédés de défense naturelle de l'organisme en l'exaltant.

Nature de la médication. — Parmi les procédés capables de provoquer artificiellement la leucocytose, les plus utilisables en pratique sont les suivants :

1º Solution de sérum artificiel NaCl, 7^{gr},5 ; eau, 1 litre ;

2º Eau distillée à la dose de 250 centimètres cubes ;

3º Solution de carbonate de soude à 1 p. 100 ;

4º Injection sous-cutanée de teinture de myrrhe (Hirtz) ;

Injection sous-cutanée de térébenthine (Mariani);

Injection sous-cutanée de camphre ;

---

[1] LEMOINE, Traitement du catarrhe suffocant par les abcès de fixation (*Société médicale des hôpitaux*, 3 mars, et discussion, 10 mars 1905). — P. DAIREAUX, Traitement des bronchopneumonies graves par les abcès de fixation (*Presse médicale*, nº 63, 8 août 1906, p. 5o3).

[2] MARCEL LABBÉ, *Presse médicale*, 1903.

Injection sous-cutanée d'alcool (Mariani);

Injection sous-cutanée d'éther;

5° Sérum de cheval chauffé à 55° (Petit);

6° Extrait organique de rate;

Extrait organique de moelle osseuse;

Extrait organique de thymus;

Extrait organique de moelle de lapin;

7° Spermine (Lœvy et Richter);

8° L'iode en injection sous-cutanée[1]; le nucléinate de soude (Richard et Mougeot), employé de même, a donné des résultats favorables[2];

9° Parmi les moyens leucoprophylactiques d'ordre physique, la *saignée* se range au premier rang[3]. La leucocytose provoquée ainsi porte surtout sur les polynucléaires et peut atteindre jusqu'à 400 p. 100, même pour des saignées modérées, d'après les expériences pratiquées sur les animaux;

10° Solution d'acide nucléique (Myake).

Effets. — Expérimentalement, la leucocytose expérimentale provoquée, par l'acide nucléique par exemple, est capable de communiquer aux animaux le pouvoir de résister à l'inoculation de doses mortelles de cultures bactériennes, de 12 à 18 doses mortelles, de colibacille en particulier.

Agir de bonne heure.

Mode d'action. — La leucothérapie agirait par exaltation de la phagocytose (Metchnikoff), mais

---

[1] MARCEL LABBÉ et LORTAT-JACOB, *Société de biologie*, 1903.

[2] Voir A. MOUGEOT, La leucothérapie (*Archives générales de médecine*, 1906, n° 7).

[3] SALVATORE DIEZ et J. CAMPARA (de Turin), *Gazetta de ospedali e cliniche*, 1906, n° 57.

aussi par sécrétion extraleucocytaire de substance
bactéricide (Senion), par neutralisation des toxines
par les alexines d'Hankin provenant des albumines
de leucocytes (Pawlonsky, Capellaris), par action
directe sur le bacille lui-même.

Indications. — *Maladies infectieuses en général*, en
particulier celles contre lesquelles nous n'avons
pas de sérum spécifique; mais aussi, dans
ces dernières, pour remédier par exemple à la
leucopénie qui suit immédiatement l'injection de
sérum antidiphtérique (Waldstein), *septicémies
diverses.*

A titre préventif, dans l'*infection puerpérale*, dans
la *pneumonie* avec *hypoleucocytose* (Lœper).

ANTIMALARIQUE (MÉDICATION).

Médicament de fond, prophylactique, curatif, la
quinine, sous forme de sels, reste toujours le spécifique. Toutefois on a besoin, dans certaines circonstances, de varier le médicament; plus rarement
la quinine se montre inactive.

ATOXYL.

(Voir, pour les détails sur l'atoxyl, *Médications
antisyphilitiques, succédanés du mercure*).

Mode d'emploi. — Injections hypodermiques.

Dose. — Prescrire :

Atoxyl..	10 gr.
Eau	100 cc.

1 à 2 centimètres cubes chaque jour.

Indications. — Formes de *paludisme* rebelles à la quinine [1].

SOUFRE [2].

Principe de la méthode. — Chez les indigènes, ceux du Cameroun en particulier, le soufre en fumigations est réputé antimalarique.

Dose. — Prescrire :

Sulfure de potassium................	o gr, o3
Eau distillée........................	3o gr.

Trente gouttes par jour en trois prises.

Les bains sulfureux même auraient une action antimalarique (disparition des hématozoaires).

ANTIPHAGÉDÉNIQUE (MÉDICATION) [3].

Nature du médicament. — Iodure de potassium.

Dose. — 2 à 3 grammes, en solution par la voie gastrique.

Régime lacté. — Pendant la cure pour atténuer les désagréments de l'iodure.

Résultats. — Détersion des plaies phagédéniques et assez rapidement guérison.

Action. — Réaction leucocytaire intense des mononucléaires macrophages.

Indications. — *Phagédénisme* de toute nature, spécialement du chancre mou.

---

[1] G. Fusco, L'atoxyl dans le traitement de la malaria (*Nuova Revista clinicolerapeutica*, août 1907).

[2] Diesing, Le soufre dans la prophylaxie et le traitement de la malaria (*Berliner klinische Wochenschrift*, 2 sept. 1907).

[3] Alex. Renault, Une application peu connue de l'iodure de potassium (*Journal des praticiens*, 3 juillet 1909).

ANTIPNEUMONIQUE (MÉDICATION). Antisepsie
pulmonaire.

SULFURE DE CARBONE[1].

Principe de la méthode. — Application de l'antisepsie pulmonaire.

Nature du médicament.

Sulfure de carbone.................	5 grammes.
Essence de menthe poivrée.........	VI gouttes.
Eau distillée......................	100 grammes.

Par cuillerées à bouche d'heure en heure, dans
un peu d'eau.

Effets. — Action bactéricide sur le pneumocoque.
Raccourcissement de la durée de la maladie, crise
dès le troisième ou quatrième jour, même dans un
cas grave.

Voir : *Sérothérapie, sérum antidiphtérique, sérum
antipneumonique.*

ANTIRHUMATISMALES (MÉDICATIONS).

En dehors du salicylate de soude et des composés
salicylés, les agents pour ainsi dire spécifiques du
rhumatisme, on a obtenu des résultats satisfaisants
par d'autres médications.

ABEILLES (PIQURES D'), APITHÉRAPIE.

Principe de la méthode. — Chez des rhumatisants
piqués accidentellement par des abeilles, le rhumatisme ayant été guéri à la suite de cette intervention

---

[1] MASCIANGIOLLI, Le sulfure de carbone contre la pneumoni
fibrineuse (*Riforma medica*, 1906, n° 37).

inopinée des hyménoptères, on a pensé à l'ériger en méthode thérapeutique.

Nature de la médication. — Les insectes eux-mêmes en nature. Jusqu'ici les pharmaciens n'en tiennent pas commerce comme pour les sangsues.

Mode d'application. — L'application peut n'en pas être toujours commode.

Effets. — Ceux de la piqûre d'abeille : gonflement, rougeur, mais aussi douleur. Ultérieurement, disparition du rhumatisme.

C'est une médication plus curieuse que pratique, mais qui peut ouvrir une voie vers d'autres médications.

Accidents. — On a noté des cas de syncope par piqûres d'abeilles [1].

Indications. — *Rhumatisme*, principalement articulaire.

ACIDE FORMIQUE (INJECTIONS D').

Principe de la méthode. — C'est la médication par piqûres d'abeille rendue pratique [2]. Par sa piqûre, l'insecte inocule l'acide formique produit par les glandes du dard.

Nature du médicament. — Acide formique en solution :

Acide formique..................... 2 gr. à 2 gr, 50
Eau distillée stérilisée. Q. S. p. faire 100 cent. cubes.

---

[1] *Lyon médical*, 18 août 1907.
[2] LAMARCHE, Les injections d'acide formique dans le rhumatisme (*Lyon médical*, 25 août 1907).

Mode d'administration. — Commencer par injecter au lieu d'application quelques gouttes d'une solution de cocaïne à 1 p. 100. Espacer chaque injection de cocaïne d'au moins 0^m,05.

Faire en moyenne huit à dix injections sous-cutanées de la solution d'acide formique autour de l'articulation douloureuse[1].

Injecter de préférence du côté des muscles extenseurs des membres. Le nombre des piqûres ne doit pas dépasser trente à chaque séance ; douze à quinze injections par séance suffisent généralement.

Dose. — 1 centimètre cube de la solution par chaque injection. Répéter, si besoin, environ tous les trois jours.

Effets. — L'injection ainsi précédée d'une insensibilisation à la cocaïne cause peu de douleur. Réaction inflammatoire moindre qu'avec la piqûre d'abeille.

Après disparition de la réaction thérapeutique, diminution ou disparition du rhumatisme.

Indications. — *Rhumatisme* aigu ou chronique, articulaire ou abarticulaire, *sciatique*, *lumbago*, *rhumatisme noueux*.

Voir : *Colloïdales (Médications)*.

---

[1] BRADFORD COUGH, Injections sous-cutanées d'acide formique contre les affections rhumatoïdes rebelles (*Med. Record*, 24 juin 1904).

IODURE A HAUTES DOSES [1].

Dose :

Le 1er jour..............................	6 grammes.
Le 2e —	5 —
Le 3e —	4 —
Le 4e —	3 —
Le 5e —	2 —

Alimentation copieuse et fortifiante..

Effets. — Disparition de la douleur en un à trois jours.

Indications. — *Rhumatisme* articulaire aigu rebelle au salicylate.

ANTISCLÉREUSE (MEDICATION) (Scheffler, de Saint-Étienne).

Nature du médicament, dose. — Au moment de chaque repas, c'est-à-dire 2 ou 3 fois par jour, une cuillerée à soupe de la solution :

Silicate de soude...................	30 grammes.
Eau distillée.......................	500 —

Continuer pendant un mois ou deux, suspendre pendant quinze jours, reprendre.

Action. — Hypotensive [2].

Indications. — *Artériosclérose.*

ANTISYPHILITIQUES (MÉDICATIONS).

MÉDICATION ANTISYPHILITIQUE PROPHYLACTIQUE.

---

[1] A. MOSLARIELLO, L'iodure de potassium à haute dose dans le rhumatisme articulaire aigu (*Morgagni*, 6 janvier 1909).

[2] O. DECÈNE, Traitement de l'hypertension artérielle (*Revue de thérapeutique médico-chirurgicale*, 1909, n° 7, p. 226).

1° Calomel (Pommade de Metchnikoff).

Principe de la méthode. — Faute de sérum ou de vaccin (Metchnikoff[1] et Roux), une substance chimique appliquée peu de temps après une inoculation de virus syphilitique pourrait empêcher l'éclosion de la maladie.

Le calomel en pommade a semblé répondre à ce desideratum et sur les singes et chez l'homme[2].

Nature et mode d'application du médicament. — Après quelques modifications dans la formule, Metchnikoff s'est arrêté à la suivante :

```
Calomel à la vapeur................    33 grammes.
Lanoline pure.....................    67    —
Vaseline..........................    10    —
```

Frictions énergiques sur les parties génitales, aussitôt que possible après le coït supposé infectant.

Il y a eu des échecs (Butle).

2° **Atoxyl** (pour les détails sur l'atoxyl, voir plus loin).

Principe de la méthode. — Sur les singes (Metchnikoff et Salmon) inoculés avec du virus syphilitique virulent, on peut arrêter le développement de la syphilis par une seule injection de 0^{gr},03 d'atoxyl, même si cette injection n'est pratiquée que quinze jours après l'inoculation. Les

---

[1] METCHNIKOFF, ROUX et SALMON, Sur la prophylaxie de la syphilis (*XIV⁰ Congrès international d'hygiène et de démographie* section I, Berlin, septembre 1907).

[2] MAISONNEUVE, Thèse de Paris, 1907.

tréponèmes pâles mettraient un certain temps avant de se généraliser dans l'organisme.

Nature, mode d'administration. — Atoxyl en injection hypodermique comme pour le traitement.

En injections locales autour du chancre et du ganglion (Hallopeau [1]).

Dose. — D'après le calcul de Metchnikoff et Simon, il faudrait 2 grammes d'atoxyl pour un adulte de 60 kilogrammes.

D'après Hallopeau, comme traitement, on doit injecter une première fois $0^{gr},75$, puis $0^{gr},60$, enfin $0^{gr},50$, soit en tout 185 centigrammes, dose bien tolérée.

3º **Emplâtre au calomel** (Quinquaud).

Principe de la méthode. — Faire remplir à un emplâtre l'office d'une réserve médicamenteuse.

Nature du médicament. — La formule de l'emplâtre au calomel employé à l'hôpital Saint-Louis par Quinquaud est la suivante :

Emplâtre diachylon des hôpitaux....	3000	parties.
Calomel à la vapeur..................	1000	—
Huile de ricin.......................	300	—

Étendre sur des bandes de la longueur et de la largeur habituelles aux rouleaux d'emplâtre, de sorte que chaque décimètre carré contienne environ $1^{gr},20$ de calomel.

Remplacer, en cas d'urgence, l'emplâtre au calomel par l'emplâtre de Vigo *cum mercurio.*

---

[1] HALLOPEAU, *Congrès français de médecine*, 9ᵉ session, Paris, octobre 1907.

Mode d'administration. — Recommander de faire l'emplâtre assez mou.

Arrondir légèrement les coins; faire ramollir, et appliquer, soit en ceinture, en avant ou en arrière, soit latéralement à droite ou à gauche, la peau sous-jacente bien nettoyée au préalable, puis séchée.

Dose. — La grandeur des morceaux d'emplâtre varie selon l'âge et le sexe :

Chez l'homme................... 10 sur 12 cent.
Chez la femme................... 8 sur 10 —

Changer chaque semaine.

Chez l'enfant, au lieu de 5 cent. sur 10, jusqu'à 10 sur 15 et plus, 20 par exemple chez les tout jeunes enfants, sans inconvénient, mais avec grand profit [1].

En même temps qu'à l'enfant, on peut appliquer un emplâtre à la mère qui l'allaite.

Tous les huit jours, enlever l'emplâtre, laver la place, et en poser un autre sur une autre région.

Mode d'action. — Le chlorure de sodium et les sudorates alcalins contenus dans la sueur transforment petit à petit le protochlorure insoluble en bichlorure soluble qui s'absorbe.

Effets. — A. LOCAUX. — Un peu de desquamation

---

[1] H. GILLET, Cure de Quinquaud (emplâtre au calomel à demeure) dans la syphilis de l'enfant (*Congrès international de médecine*, 1900. Comptes rendus, médecine de l'enfance, p. 542). — A propos de l'administration et de la posologie du mercure chez le nourrisson, discussion (*Société de pédiatrie*, 15 décembre 1908).

au-dessous de l'emplâtre par macération de l'épi-
derme, mais sans éruption nulle part.

B. Généraux. — Pour ainsi dire jamais de stomatite.

Sur les lésions spécifiques, action égale aux
autres préparations mercurielles.

Indications. — *Syphilis* en général et en particulier : *intolérance de l'estomac* ou *de l'intestin* pour la
médication interne, nécessité d'un *traitement
secret*, etc.

4o **Amalgame d'argent, amalgame de platine [1], huile grise amalgamée.**

Principe de la méthode. — Action double du mercure et d'un autre métal.

Nature de la préparation :

1° Huile de vaseline............	60 parties en volume.	
Amalgame d'argent..........	40	—
2° Huile de vaseline............	60	—
Amalgame de platine à 10 p. 100		
de platine.................	40	—

Soit par centimètre cube pour l'huile d'argent
amalgamée et pour l'huile de platine amalgamée :
$0^{gr},4$ de mercure ou d'argent et 0,004 de platine.

Dose. — Une injection par semaine de 0,07 à
0,08 de mercure.

---

[1] Louis Queyrat, Deux nouvelles préparations mercurielles,
amalgame d'argent, amalgame de platine (*Société médicale des
hôpitaux*, 16 juillet 1909).

5° **Insufflations nasales de calomel** [1].

Principe de la méthode. — Quand on traite les accidents syphilitiques du nez et du naso-pharynx par le calomel, il y a absorption et la syphilis subit de ce fait un *traitement général*.

Nature du médicament. Mode d'administration.

Calomel................................... 2 parties.
Sucre de lait........................... 1 partie.

Dose. — Chez les enfants au-dessous de dix ans, 10 à 30 centigrammes, 3 fois par jour, dans chaque narine.

Indications. — *Syphilis des jeunes sujets* et spécialement avec accidents rhino-pharyngés.

6° **Succédanés du mercure.**

Jusqu'ici c'est toujours le mercure par voie buccale, par voie cutanée ou par voie sous-cutanée et intramusculaire, ou même intraveineuse, mais toujours le mercure, qui forme la base du traitement antisyphilitique.

C'est aux préparations mercurielles qu'il faut s'adresser tout d'abord avec traitement précoce, traitement intensif.

Quand, par hasard, rarement, la médication mercurielle échoue, on n'est pas absolument désarmé. D'autres substances auraient une action curative sur la syphilis, en dehors, bien entendu, du classique iodure de potassium.

---

[1] Eysell, Traitement de la syphilis par les insufflations nasales de calomel (*Münchner medic. Wochenschrift*, 1909).

Acide nucléinique.

Principe de la méthode. — Parmi les effets du mercure sur l'organisme, on note de l'hyperleucocytose, comme l'a constaté Hauck, et on peut rapporter à cette hyperleucocytose l'action antisyphilitique.

L'acide nucléinique produit une hyperleucocytose remarquable, d'où indication de l'utiliser dans la syphilis [1].

Nature du médicament. — Acide nucléinique en solution.

Mode d'administration. — En injections sous-cutanées :

Acide nucléinique pur............	5 à 10 grammes.
Eau distillée stérilisée..........	100 cent. cubes.

Dose. — Injecter chaque fois $0^{gr},50$ à 1 gramme d'acide nucléinique. Répéter tous les quatre jours.

Effets. — A. Généraux. — Réaction fébrile d'intensité variable.

Hyperleucocytose considérable durant deux jours.

B. Locaux. — Peu de réaction.

Rétrocession des syphilides cutanées et muqueuses, des adénopathies.

L'action serait empêchée dans l'état de grossesse.

Indications. — *Syphilis* en général.

---

[1] G. Stern, Régression de syphilides sous l'influence d'injections d'acide nucléinique (*Medicinische Klinik*, 11 août 1907).

Contre-indication. — Grossesse.

Antimoine.

Principe de la méthode. — L'antimoine étant proche parent, au point de vue chimique, de l'arsenic, on pouvait penser à son action sur la syphilis [1].

Chez les singes, les composés organiques de l'antimoine empêchent l'inoculation d'être positive.

Nature du médicament. — Émétique, en solution isotonique :

Émétique..	1
Eau...	1000
NaCl...	7,50

Mode d'administration. — Voie veineuse.

Dose. — Injections quotidiennes de 5 à 7, jusqu'à 10 centigrammes et même 12 centigrammes [2], dix à douze jours de suite.

Résultats. — Rétrocession des lésions primaires, secondaires et tertiaires, mais rechutes possibles. Action douteuse sur la marche de la syphilis (Queyrat et Demanche).

7° Arsenicaux.

1° *Arséniate de soude.*

Les préparations usuelles d'arsenic, comme

---

[1] PAUL SALMON, L'antimoine dans la syphilis (*Académie des sciences*, 8 février 1909).

[2] QUEYRAT et DEMANCHE, *Soc. méd. des hôpitaux de Paris*, 19 mars 1909.

l'*arséniate de soude*, pourraient aussi jouer un rôle dans les traitements de la syphilis (G.-I. Mescherski [1]).

Mode d'application. — Solution d'arséniate de soude à 1 p. 100 en *injections sous-cutanées*.

Ces injections s'associent à la médication iodurée et à un traitement local des lésions.

Effets. — A. Locaux. — Amélioration rapide des manifestations syphilitiques.

B. Généraux. — Amélioration de l'état général et de l'hématopoïèse du sujet, qui le rend à nouveau capable de tolérer le mercure.

Le traitement arsenical apparaîtrait donc comme cure préparatoire à la cure mercurielle.

Indications. — *Syphilis malignes*, rebelles au mercure.

2° *Acide arsénieux* [2].

Acide arsénieux.........	2 grammes.
Eau distillée...........	0,15 pour 100 cent. cubes.

Mode d'administration. — En injections sous-cutanées.

Dose. — Débuter par 2 milligrammes d'acide arsénieux, soit 1/10ᵉ de seringue de Pravaz.

Augmenter tous les deux jours de 2 milligrammes

---

[1] G.-I. Mescherski, L'arséniate de soude dans la syphilis (Congrès des médecins russes en mémoire de Pirogoff, Moscou 25 avril-2 mars 1907. — *Vratchébnaya Gazeta*).

[2] O. Rosenthal, Traitement de la syphilis par l'arsenic (*Société de médecine de Berlin*, 3 juillet 1907).

environ, jusqu'à la pleine seringue, soit 2 centigrammes.

3° *Cacodylate* ou mieux *méthylarsinate de so-*
dium (Maramaldi).

Dose. — 0^{gr},05 à 0^{gr},10, en 3 fois dans la journée.

Mode d'administration. — Par la bouche.

4° *Atoxyl (anilarsinate de soude), acétatoxyl*
(*arsacétine*). — *Hecline.*

Principe de la méthode. — L'action de ces combinaisons organiques spéciales d'arsenic sur différentes maladies (trypanosomiases en particulier) a
engagé les essais.

Nature du médicament. — Au point de vue
chimique, l'atoxyl n'est pas l'anilide de l'acide
méta-arsénique, mais le sel monosodique de l'anilide
de l'acide orthoarsénique ou sel monobasique de
sodium de l'acide paraminophénylarsénique. Il a
pour formule :

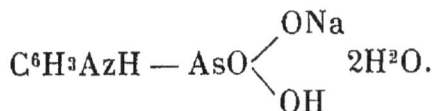

$$C^6H^3AzH - AsO \left\{ \begin{array}{l} ONa \\ OH \end{array} \right. \quad 2H^2O.$$

Il contient 29 p. 100 d'arsenic métalloïdique. On
l'emploie en solution aqueuse :

Atoxyl français.................... 1^{gr},5o
Eau distillée......... Q. S. pour 1o cent. cubes.

1 centimètre cube contient 15 centigrammes
d'atoxyl.

Stériliser par stérilisation successive à 100°, pas
au delà, sinon il y a dissociation du produit.

D'après Salmon [1], il n'y aurait pas de différence éntre le sel cristallisé et le sel amorphe.

Mode d'administration. — ATOXYL. — Comme les autres composés arsenicaux organiques : cacodylates, méthylarsinates, l'atoxyl s'emploie en *injections sous-cutanées*. La voie buccale est défectueuse.

HECTINE. — L'hectine [2] est le benzo-sulfone-para-amidophénylarsinate de soude de formule :

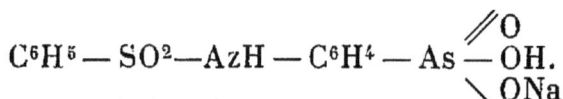

$$C^6H^5 - SO^2 - AzH - C^6H^4 - As \overset{\displaystyle /\!\!/O}{\underset{\displaystyle \backslash ONa}{-OH.}}$$

On l'emploie en solution :

Hectine........................... 1 gramme.
Eau distillée stérilisée............ 10 cent. cubes.

HECTARGYRE. — On peut l'associer au mercure (hectargyre) :

Hectine......................... 1 gramme.
Oxycyanure ou benzoate de mercure......................... 5 centigrammes.
Eau distillée stérilisée.......... 10 cent. cubes.

Soit en injection intramusculaire, soit par la bouche.

Doses. — HECTINE. — Commencer par 5 centigrammes par jour et augmenter à 10 et 20 centigrammes.

HECTARGYRE. — 1 centimètre cube de la solution,

---

[1] SALMON, *Académie de médecine*, 31 octobre 1907.

[2] F. BALZER et A. MOUNEYRAT, Traitement de la syphilis par un nouveau dérivé arsenical, le benzo-sulfone-para-amidophénylarsinate de soude (*Soc. méd. des hôpitaux de Paris*, 10 juin 1909, et *Soc. de dermatologie et de syphiligraphie*, 16 juin 1909).

soit 10 centigrammes d'hectine et 5 milligrammes
de sel mercuriel; une injection ou une dose, d'abord
tous les deux jours, puis tous les jours; puis dou-
bler la dose.

Faire en série de périodes de douze à quinze
jours consécutifs de traitement, cesser huit à dix
jours et reprendre ainsi de suite pendant tout le
temps nécessaire.

ATOXYL. — 50 à 60 centigrammes pour les
hommes, 40 centigrammes pour les femmes, tous
les deux jours ou tous les trois jours. Le maximum
global injecté a été 6gr,20 (Lesser [1]).

Même à dose faible, 10 à 20 centigrammes, on
aurait des résultats dans des syphilis rebelles au
mercure [2].

Voici comment Hallopeau [3] conseille d'entre-
prendre la cure pour un adulte :

Première cure. — Première injection, 75 centigrammes d'anilarsinate de soude (atoxyl);

Deuxième injection (deux jours après), 60 centigrammes;

Troisième injection (trois jours après), 50 centigrammes.

---

[1] E. LESSER, Le traitement de la syphilis envisagé à la lumière
des connaissances nouvelles acquises dans l'étude de cette infection (*Société de médecine interne de Berlin*, 10 juin 1907). — SAL-
MON, *Société de biologie*, 16 mars 1907.
[2] Rapport (*Vratchebnaya Gazeta*, 1909, n° 10).
[3] HALLOPEAU, Atoxyl succédané du mercure (*Société française
de dermatologie et de syphiligraphie*, 5 juillet 1907). — HEUCKE,
Syphilis maligne rebelle améliorée par l'atoxyl (*Berliner klinische
Wochenschrift*, 2 septembre 1907).

Deuxième cure. — Deux mois après la première.

La cure générale de quatre ans se formulera ainsi :

1° Traitement mercuriel de deux mois ;

2° Dix jours de repos, traitement mercuriel, première série de trois injections d'atoxyl ;

3° Dix jours de repos, traitement mercuriel de deux mois, puis deuxième série de trois injections d'atoxyl, et continuer ainsi de suite ;

4° Dans les dernières années, associer au traitement l'iodure de potassium[1].

A. LOCALEMENT. — 1° Sur le chancre, application en permanence de la pommade :

Atoxyl .... 30 grammes.
Vaseline blanche.................. 70   —

contenant donc 30 p. 100 d'atoxyl.

2° Autour du chancre, injections d'atoxyl ou d'hectine, quotidiennes pendant quinze jours, ensuite tous les deux jours. Le tout pendant quarante-deux jours.

B. TRAITEMENT INTERNE. — Intensif, soit benzoate de mercure à 2 centigrammes, chaque jour, pendant quinze jours, additionné de 10 p. 100 de saccharose pour rendre moins douloureux.

[1] VON ZEISSL, Traitement de la syphilis par l'atoxyl (*Société imp.-roy. des médecins de Vienne*, 14 juin 1907).

H. HALLOPEAU, Nouvelles études sur le traitement abortif de la syphilis (*Association française pour l'avancement des sciences.* 18ᵉ Congrès de Lille, 3-7 août 1909).

H. HALLOPEAU, Sur une nouvelle méthode de traitement de la syphilis puissamment atténuante et peut-être abortive (*Association française pour l'avancement des sciences,* août 1909).

Quinze jours de repos et reprise de quinze jours d'injections quotidiennes.

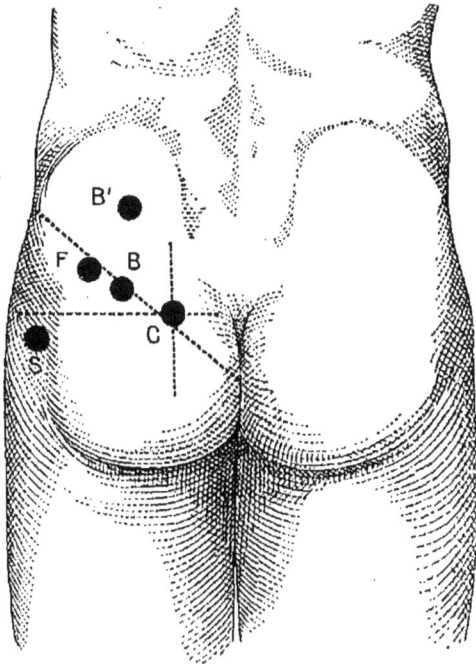

Fig. 1. — Lieux d'élection pour les injections intramusculaires.

B. *Point de Barthélemy*. — Bord externe du grand fessier. Sur le milieu d'une ligne allant de l'épine iliaque antéro-supérieure à l'extrémité supérieure du pli interfessier.

B'. *Point de Balzer*. — Sur une ligne verticale placée au sommet de la fesse, à l'union de son tiers interne avec ses deux tiers externes.

G. *Point de Galliot*. — Intersection d'une ligne horizontale passant à trois travers de doigt au-dessus du grand trochanter, et à deux travers de doigt du pli interfessier.

S. *Point de Smirnoff*. — Un travers de doigt en arrière de la partie supérieure du grand trochanter.

F. *Point de Fournier*. — Tiers supérieur de la fesse.

Après le traitement mercuriel, donner l'iodure de potassium.

3.

Résultats. — Assez comparables à ceux qu'on a avec l'emploi des sels mercuriels.

Effets. — 1° *Localement*. — Réaction nulle ou inflammatoire quelque peu analogue à la cuti-réaction par la tuberculine[1].

2° *Sur les accidents spécifiques*. — Disparition progressive des symptômes, mais moins vite qu'avec le mercure ou l'iodure. Pas d'action sur la rétrocession du chancre primitif et de l'adénite concomitante. Ne serait pas spécifique comme le mercure.

Accidents. — *Intoxication* par l'aniline, surtout avec l'atoxyl de marque allemande ; *spécifier* donc *atoxyl français. Troubles oculaires* et *colorations cutanées* (Langlet)[2].

L'*acétatoxyl* serait préférable par sa moindre toxicité[3].

Exiger une préparation ne datant pas de plus d'une semaine[4].

8° **Brome**.

Principe de la méthode. — Parenté chimique avec l'iode.

Mode d'administration. — *Eau bromée*, soit à l'intérieur, soit plus souvent comme topique.

---

[1] H. STEEMAN, Les réactions locales à l'atoxyl et leur analogie avec les réactions tuberculeuses (*Münchner med. Wochenschrift*, 13 juillet 1909).

[2] HALLOPEAU, Dangers de la médication par l'atoxyl (allemand) (*Académie de médecine*, 9 juillet 1907).

[3] HALLOPEAU, Nouveau fait en faveur de l'action préventive contre les manifestations secondaires de la syphilis (*Société de dermatologie et de syphiligraphie*, 4 juin 1908).

[4] A. NEISSER, *Deutsche med. Wochenschrift*, 1908, n° 35.

Mode d'action et effets. — Ceux de l'iode.

Indications. — *Syphilis rebelles* aux iodures et au mercure.

9° Cuivre.

Principe de la méthode. — Mercure et cuivre ont aussi une parenté clinique (A. Price).

Nature de l'agent médicamenteux. — Sulfate de cuivre.

Mode d'administration. — On associe avantageusement au sulfate de cuivre l'arsenic, le fer et l'iode.

Dose. — De 1/4 de milligramme jusqu'à 2 milligrammes de sulfate de cuivre trois fois dans la journée.

Interrompre de temps en temps, un jour au plus chaque semaine.

Effets thérapeutiques. — Action surtout sur les adénopathies et les plaques muqueuses.

Accidents. — Symptômes d'intolérance : boulimie, prostration, faiblesse cardiaque.

Indications. — *Syphilis* en général.

Contre-indication. — Cachexie syphilitique.

10° Nitrite de sodium.

Principe de la méthode. — Les propriétés bactéricides de ce sel ont fait penser à l'appliquer au traitement de la syphilis (Petrone, de Naples).

Nature du médicament. — Le nitrite de sodium en solution à 2 ou 3 p. 100.

Mode d'administration. — Voie sous-cutanée.

Doses. — De 0gr,05 à 0gr,50 graduellement, en deux injections chaque jour.

Effets. — A. LOCAUX. — Un peu de douleur à l'injection et un peu d'empâtement.

B. GÉNÉRAUX. — Rétrocession des accidents syphilitiques.

Indications. — *Syphilis* rebelle aux traitements habituels. Voir : *Hypotensive* (*Médication*).

11° **Pilocarpine** (Robinson).

Nature du médicament. — Chlorhydrate de pilocarpine, soit concurremment avec le mercure, soit dans l'intervalle de deux périodes d'administration de ce médicament.

Mode d'administration. — En solution ou en pilules.

Dose. — 2 à 8 milligrammes répétés deux ou trois fois par jour.

Résultats. — Disparition d'accidents qui avaient résisté jusque-là aux mercuriaux.

Action favorable dans la stomatite mercurielle.

Indications. — *Syphilis* et comme adjuvant dans la stomatite mercurielle.

12° **Or**.

Principe de la méthode. — L'or se place à côté du mercure par son rang de classification chimique, d'où substitution thérapeutique.

Nature du médicament. — *Bromure d'or*, en pilules.

Dose. — On n'emploie que *quelques milligrammes*.

Mode d'action et effets. — Action analogue au mercure.

Accidents. — Délire, excitation cérébrale, palpitations; le bromure n'est pas exempt de ces accidents d'aurisme.

Indications. — *Syphilis*, quand le mercure ne donne pas de résultat.

13° Uranate d'ammoniaque (Méthode d'Aillaud)[1].

Principe de la méthode. — Par l'absorption simultanée de ce sel dans tous les tissus, on espère pouvoir atteindre et détruire tout germe spécifique dans l'organisme.

Nature du médicament. — Uranate d'ammoniaque, poudre jaune très fluorescente, radio-active, dit jaune d'urane. On l'emploie sous forme de l'*huile jaune* suivante :

Uranate d'ammoniaque.................... 5 grammes.
Huile de vaseline stérilisée. Q. S. pour faire 100 cent. cubes.

Mode d'administration. — *Injections* profondes, intramusculaires.

Dose. — 1 centimètre cube de la solution huileuse, soit 0ᵍʳ,05 d'uranate d'ammoniaque.

Répéter tous les huit jours, pendant des semaines ou des mois, selon les cas et les circonstances.

Effets. — A. LOCAUX. — Pas de douleur, ni tuméfaction, ni nodosité.

---

[1] L. JULLIEN, Traitement de la syphilis par l'uranate d'ammoniaque (Méthode d'Aillaud) (*Bulletins et mémoires de la Société de médecine de Paris*, 9 novembre 1907, n° 9, p. 289).

B. Généraux. — Pas d'intolérance.

Résultats. — Rétrocession des manifestations syphilitiques, action favorable sur les syphilis ainsi soignées par L. Jullien ; ces syphilis étaient des syphilis d'intensité moyenne.

14° **Quinine, injections intraveineuses** (Lenzmann).

Mode d'administration. Nature du médicament. — Chlorhydrate de quinine :

Chlorhydrate de quinine............	10 grammes.
Chlorure de sodium................	0^{gr},75 centigr.
Eau distillée stérilisée.............	100 grammes.

Dose. — Agiter et chauffer avant l'usage.

Une injection par jour les trois premiers jours, puis une injection tous les deux jours (2 fois) et enfin une injection tous les quatre ou cinq jours. Dose totale pour une cure, 4 à 5 grammes de chlorhydrate. A la dose de 5 centigrammes, quelques vertiges passagers.

ANTITÉTANIQUE (MÉDICATION).

CHOLESTÉRINE[1], SULFATE DE MAGNÉSIE[2].

1° **Cholestérine.**

Principe de la méthode. — La pathogénie du té-

---

[1] Almagia et Mandes (Rome), Deux cas de tétanos traités pa la cholestérine et suivis de guérison (*Riforma medica*, 15 juin 1907, p. 651-653).

[2] Griffon et Lian, Traitement du tétanos par les injections intrarachidiennes de sulfate de magnésie (*Société médicale des hôpitaux*, 24 juillet 1908).

tanos peut s'énoncer ainsi : infection par le bacille tétanique, sécrétion de toxine, fixation de cette toxine sur le système nerveux par l'intermédiaire de la lécithine et de la cholestérine. De ces deux substances, la cholestérine possède le pouvoir de fixation le plus actif ; ce pouvoir de fixation s'exerce aussi en dehors du système nerveux. Ces constatations ont fait penser aux auteurs à la possibilité de fixer la toxine tétanique. Avec le sulfate de magnésie, on produit une inhibition nerveuse.

Nature du médicament. — Cholestérine en injections sous-cutanées.

Dose. — 15 centigrammes, puis 30 centigrammes, puis 1 gramme et 1^{gr},50 par jour jusqu'à 2^{gr},80.

Effets. — Rétrocession des symptômes tétaniques à partir du cinquième jour de traitement.

2° Sulfate de magnésie.

Principe de la méthode. — Neutraliser la toxine tétanique.

Nature du médicament. — Sulfate de magnésie.

Sulfate de magnésie.............. 5^{gr},25 centigr.
Eau distillée........... Q. S. p. 100 cent. cubes.

Mode d'administration. — Injections intrarachidiennes ; voir *Rachidienne* (*Médication*).

Dose. — 1 centigramme par 12^{kg},500 à 25 p. 100, ou 3 centimètres cubes à 5,25 p. 100.

On aurait parfois des accidents[1].

---

[1] LENORMANT, Tétanos traité par l'injection intrarachidienne

Indications. — *Tétanos.*

SÉRUM ANTITÉTANIQUE (Voir plus loin).

ANTITUBERCULEUSES (MÉDICATIONS).

AMYLEUSULFASE[1].

Nature du médicament. — Solution huileuse de leucites saturée d'anhydride sulfureux pur. Les éléments cellulaires figurés proviennent des cellules végétales de la pomme de terre (amyloleucites).

Mode d'administration. — Injections hypodermiques.

Dose. — 1 à 5 centimètres cubes.
Répéter tous les jours ou seulement deux ou trois fois par semaine selon les circonstances.

Effets. — Pas de réaction locale, pas de réaction générale, fébrile ou autre.
Augmentation du taux de l'hémoglobine, qui en deux mois remonte, à l'hématoscope d'Hénocque, à 10 et même 12 p. 100.
Augmentation de la pression artérielle et de la pression artério-capillaire.

Mode d'action. — Par elles-mêmes, les cellules végétales introduites dans l'organisme provoquent

---

de sulfate de magnésie. Mort subite (*Société médicale des hôpitaux*, 5 mars 1909).

[1] E. Piogey, Préparation nouvelle employée avec succès dans la tuberculose et dans la lèpre, dénommée amyleusulfase (*Société médicale du IX° arrondissement*, 14 février 1907 ; *Bulletin offic'ei des Soc. méd. d'arrondissement*, août 1907).

une puissante action réductrice et favorisent la naissance d'anticorps.

L'adjonction de l'anhydride sulfureux fixé sur les cellules végétales augmente la continuité du pouvoir de réduction et ajoute un effet désoxydant plus actif.

Indications. — *Tuberculose* de toutes formes et de toutes localisations, *lèpre*.

HYPERÉMIQUE (MÉTHODE) OU MÉTHODE DE BIER.

La méthode consiste dans l'application d'un masque construit de façon à raréfier l'air de l'inspiration d'une façon graduelle.

Il existe d'autres dispositifs pour les tuberculoses locales.

Mode d'action. — Grâce à ce dispositif et à cette raréfaction de l'air contenu dans les poumons, appel de sang au niveau des alvéoles et des diverses ramifications de l'arbre aérien, d'où hyperémie générale de l'organe.

Les différents appareils pour applications locales sont disposés de façon à produire cette hyperémie locale.

Effets. — A. LOCAUX. — Diminution de la toux, facilité de l'expectoration, disparition graduelle des signes d'ulcération.

B. GÉNÉRAUX. — Multiplication des érythrocytes, des leucocytes, augmentation de l'hémoglobine. Ces effets seraient persistants.

Indications. — *Catarrhes divers* des voies respiratoires, *coqueluche, pneumonie, bronchopneumonie, tuberculose*[1].

Tuberculoses locales, tumeurs blanches.

AZOTE[2] (INJECTIONS INTRAPLEURALES).

Nature de la préparation et mode d'administration. — Gaz azote pur.

Injection dans la plèvre : un litre et plus selon la résistance à l'introduction.

Injection lente, sans force exagérée.

Effets. — Chute de la température, malgré la marche, la fatigue, les règles.

Diminution de la toux, de l'expectoration.
Relèvement de l'état général.

Accidents. — Emphysème sous-cutané, syncope.

Indications. — *Tuberculose unilatérale.*

Contre-indications. — Chez les sujets à *cœur petit*, crainte de *syncope*.

CHOLESTÉRINE ET EXTRAIT DE BILE PAR L'ÉTHER DE PÉTROLE (PARATOXINE)[3].

Principe de la méthode. — La bile en nature,

---

[1] KUHN, Du traitement hygiénique des affections pulmonaires par le « Lungensaugmaske » (*XXIV*e *Congrès allemand de médecine*, Wiesbaden, 15-18 octobre 1907).

[2] BALVAY et ARCELIN, Traitement de la tuberculose pulmonaire par la mise au repos du poumon au moyen d'injection d'azote dans la cavité pleurale (méthode de Forlanini) (*Association française pour l'avancement des sciences*, 18e Congrès de Lille, 3-7 août 1909).

[3] G. LEMOINE et E. GÉRARD (de Lille), Essais sur une thérapeutique nouvelle de la tuberculose basée sur l'action antitoxique du foie (*Académie de médecine*, 8 octobre 1907).

les acides biliaires et, en particulier, la cholestérine semblent se conduire comme un antitoxique ;
il en est ainsi pour le venin de vipère (Phisalix,
1897).

Les injections sous-cutanées de cholestérine et
celles d'extrait de bile obtenues par l'éther de
pétrole donnent aux animaux en expérience une
résistance plus forte au processus tuberculeux.

Nature et mode d'administration du médicament. —
Cholestérine ou extrait de bile par l'éther de pétrole,
en injections sous-cutanées.

Effets locaux. — Pas de réaction au lieu de l'injection.

Résultats. — Diminution de la fièvre, des sueurs,
de la prostration, réveil de l'appétit, pouls plus
calme, amélioration de l'état local, diminution des
bacilles dans les crachats, augmentation du poids,
5 kilogrammes en un mois.

Résultat d'autant plus favorable que la tuberculose est moins avancée.

Mode d'action[1]. — Action protectrice du foie
contre les poisons microbiens.

Indications. — *Tuberculose pulmonaire* principalement et surtout premier et deuxième degré,
même au troisième, autres tuberculoses d'organes.

MERCURE.

Principe de la méthode. — C'est l'action micro-

---

[1] G. LEMOINE et E. GÉRARD, Hypothèses sur l'action antitoxique
du foie vis-à-vis des poisons tuberculeux (*Académie de médecine*,
20 novembre 1907).

bicide du mercure qui est en jeu (J. Lucas-Championnière [1]).

Nature du médicament, mode d'application. — Onguent mercuriel du Codex en applications locales sur de la ouate ou autres pièces de pansement.

Emplâtre de Vigo cum mercurio, quand la suppuration est devenue minime.

Si besoin, toucher de temps en temps les ulcérations fongueuses avec :

Chlorure de zinc.................   1 gramme.
Eau distillée......... Q. S. pour   10 cent. cubes.

Effets. — Détersion rapide des plaies, diminution de la suppuration, cicatrisation parfois rapide.

Indications. — *Ulcérations tuberculeuses* diverses, *ganglions tuberculeux suppurés* ouverts, *plaies tuberculeuses*, fistules d'origine osseuse (ostéite tuberculeuse).

CUIVRE.

Principe de la méthode. — Détruire le bacille ou lui rendre le terrain défavorable.

Nature du médicament. — Acétate ou phosphate (Luton, de Reims).

Mode d'administration. — En *potion :*

Acétate de cuivre..............   5 centigrammes.
Phosphate de soude   50   —
Potion gommeuse.............   125 grammes.
                                       (Luton.)

par cuillerées à bouche, d'heure en heure, à jeun.

---

[1] LUCAS-CHAMPIONNIÈRE, Action curative de l'onguent mercuriel sur les ulcérations tuberculeuses et sur les suppurations osseuses (*Journal de médecine et de chirurgie pratiques*, 10 avril 1906).

En *pilules*, on peut prescrire :

Acétate de cuivre.............	10 centigrammes.
Phosphate de chaux...........	5o —

(Luton.)

10 pilules, 1 à 2 par jour à jeun.

L'*injection* hypodermique serait peut-être à pré-férer (Luton).

N° 1. Phosphate de cuivre................	5 grammes.
Eau glycérinée (à parties égales)....	6o —

Le phosphate de cuivre ainsi préparé se présente sous l'état colloïdal.

N° 2. Acétate de cuivre ammoniacal........	1 gramme.
Eau distillée......................	100 grammes.

Dose. — 1 centimètre cube de l'une des deux solutions, renouvelé tous les quinze jours environ.

Comme topique.

En *lotions :*

Acétate de cuivre.............	1 gramme.
Eau distillée.................	1000 grammes.

En *pommades :*

Vaseline blanche.............	3o grammes.
Acétate de cuivre.............	3 centigrammes.

En *collyres :*

Eau distillée.................	20 grammes.
Acétate de cuivre	1 centigramme.

Mêmes solutions pour injecter les foyers tuber-culeux (tumeurs blanches, adénites, etc.) (E. Luton fils).

Lieux d'élection. — En général, la région rétro-trochantérienne.

Effets. — A. Locaux. — Après les injections sous-cutanées, un peu de douleur; en général, pas d'accidents.

B. Généraux. — 1° *Immédiats*. — Principalement avec les injections sous-cutanées, réaction générale analogue à celle de la lymphe de Koch.

2° *Éloignés*. — Amélioration de l'état général, limitation des lésions.

Inconvénients. — Surveiller les phénomènes de cuprisme.

Indications. — *Tuberculose sous toutes ses formes*, arthrites tuberculeuses, coxalgie, onyxis scrofuleuse, ulcérations tuberculeuses diverses (amygdales, peau, etc.).

En inhalations.

Principe de la méthode. — Chez les ouvriers qui manipulent le verdet pas de tousseurs et les tousseurs guérissent (Billard [1]).

Nature du médicament, dose et mode d'administration. — Sous-acétate de cuivre chimiquement pur, pulvérisé: 1 kilogramme. Avec une carte, faire tomber la poudre dans une cuvette de plus en plus haut pour obtenir de la poussière.

Quand le verdet ne donne plus de poussière, quinze jours environ, le pulvériser à nouveau dans un moulin à poivre par exemple.

Respirer cette poussière une demi-heure matin et soir au plus.

---

[1] G. Billard, Traitement de la tuberculose pulmonaire par les inhalations de poussières de verdet (*Progrès médical*, 7 avril 1909).

Résultats. — Chez une trentaine de malades :

1º Disparition de la toux.

2º Augmentation du poids et des forces.

3º Diminution ou disparition de l'expectoration.

4º Régression des signes stéthoscopiques.

Mode d'action. — Au contact des muqueuses respiratoires, décomposition lente en acide acétique et oxyde de cuivre ; ce serait l'acide acétique naissant qui entraverait le développement microbien.

Voir : *Sérothérapie, sérums antituberculeux, vaccins, tuberculines.*

Atoxyl (A. Cayrol). Voir *Antisyphilitique (Médication), Atoxyl.*

BACTÉRIOTHÉRAPIE INTESTINALE (asepsie intestinale par les microbes) ou **BACTERIOTHE-RAPIE LACTIQUE.**

Principe de la méthode. — L'intestin constitue une fabrique de poisons. Ces poisons résultent de phénomènes de putréfaction intestinale. Cette putréfaction intestinale dépend elle-même du développement de microbes putridogènes anaérobies, vivant des substances albuminoïdes en transformation.

Dans le milieu intestinal, dans les conditions ordinaires, la masse complexe que forment les aliments, hydrates de carbone et albuminoïdes mélangés, subit au début l'attaque des agents acidogènes, qui ont surtout prise sur les hydrates de carbone. Lorsque l'acidité s'est développée à son maximum, par son excès même elle arrête l'action des microbes acidogènes, et cela plus ou

moins tôt, selon la résistance des espèces exis-
tantes.

Le milieu se neutralise ; les microbes putridogènes entrent en jeu avec attaque des albuminoïdes et dégagement de gaz et de produits
mmoniacaux, amines complexes et ptomaïnes,
qui rendent le milieu basique. En même temps se
orment des phénols, des sels d'acides sulfoconjugués, indol, skatol.

Le problème général de l'asepsie intestinale
est donc celui-ci : entraver la vie des microbes
putridogènes, et pour y porter entrave maintenir
l'acidité du tube digestif.

On s'y est essayé de différentes manières, par
exemple à l'aide de composés chimiques produc-
teurs d'oxygène, les peroxydes, en particulier
l'hypogan ou peroxyde de magnésium MgO^2 ou
de calcium CaO^2, enrobés de façon à n'être mis en
liberté que dans l'intestin, par exemple sous *enve-
loppe kératinisée.*

Mais on semble y parvenir surtout par l'administration de ferments acidogènes et en particulier
du *ferment lactique*, et principalement de certaines
variétés sélectionnées de ce ferment, pouvant bien
vivre comme anaérobies et en milieu d'une acidité
même assez accentuée.

Le principe trouverait son application même en
dehors du tube digestif, dans la vessie, par exemple [1].

---

[1] G. ROSENTHAL et CHAZARAIN-WETZEL, De l'emploi des ferments lactiques (bacille bulgare et streptocoque lactique) dans
le traitement des infections des voies urinaires et de la vessie
en particulier (*Société de hérapeutique*, 9 juin et 28 octobre 1909).

A. Mycodermothérapie.

Avant l'emploi des ferments lactiques, on avait déjà essayé la substitution de champignons microscopiques, *levure de bière*, *ferment vinique* du raisin.

Cette mycodermothérapie se pratique encore dans diverses affections de la peau, l'*acné*, et principalement la *furonculose*.

B. Bactériothérapie. — Jusqu'ici la bactériothérapie ne comprend guère qu'une application pratique usuelle, la *bactériothérapie lactique*, comprenant l'emploi de divers ferments lactiques plus ou moins sélectionnés, soit purs, soit le plus souvent en association ou *symbiose*.

1° *Laits caillés.*

Avant de recourir aux cultures de ferments lactiques, on a utilisé les laits caillés et les laits aigris.

2° **Lait caillé indigène** (*Bacillus acidilactis aerogenes*).

Le lait caillé vulgaire peut servir, s'il est bien préparé, de vecteur d'acide lactique et de bacille lactique.

Abandonné à lui-même, le lait s'ensemence naturellement des bacilles lactiques flottant dans l'air, et en particulier du *Bacillus acidilactis aerogenes*. C'est la pratique vulgaire dans certains pays, comme la Bretagne, où l'on consomme le lait surtout à l'état de lait aigre.

Dans le lait caillé, 0,60 p. 100 du lactose ont été transformés en acide lactique.

Mode de préparation. — Tiédir le lait à 25° ou 30°. L'additionner par litre d'une pointe de couteau de présure sèche de Witte ou de pegnine de Hochst. Laisser exposé à la tiédeur du foyer.

Consommer au bout de deux heures et plus de préférence, pour obtenir, si on e désire, le maximum d'acide. Ce maximum n'est pas toujours indiqué.

Prendre tel quel, pur, à la cuiller, ou sucré au sucre ordinaire, ou mieux à la lactose qui fournira dans l'intestin un aliment au développement des microbes lactiques utiles.

Aromatiser à volonté avec de la cannelle ou du citron.

Dose. — D'une tasse à thé à un bol, deux fois par jour à la fin des repas, soit à jeun, soit au goûter.

Le lait caillé par ensemencement naturel est exposé à contenir, en dehors des bacilles lactiques utiles, des impuretés et des bacilles nuisibles, bacille tuberculeux, vibrion cholérique, bacille typhique, levures, torulas et oïdium divers, et parfois des traces de matières fécales.

3° *Yoghourth* ou *lait caillé bulgare*, *maya bulgare*.

Préparation. — Lait préalablement bouilli, ce qui élimine les germes étrangers et en particulier les bacilles butyriques.

Pour éviter le goût de suif, employer du lait écrémé. Ensemencer avec le *maya bulgare* d'origine, levures et bacilles lactiques, levures produisant de l'alcool et bacilles de l'acide lactique ou avec les produits spécialement préparés.

On trouve dans le yogourth (Fouard) 10 grammes d'acide lactique par litre de lait ; 38 p. 100 de la caséine ont été solubilisés, 68 p. 100 du phosphate de chaux ont de même été solubilisés.

Il y a aujourd'hui couramment dans le commerce des ferments tout préparés : yogourthogène (Carrion), lactobacilline (Metchnikoff), biolactyl (Fournier), bulgarine (Thépenier), etc. Avec les produits spéciaux, il y a quelques variantes dans le mode de préparation usité.

Dose. — 500 à 700 centimètres cubes par jour, aux repas ou en dehors d'eux.

4° *Babeurre cru.*

Moyen d'administrer le bacille lactique, surtout aux nourrissons.

Mode de préparation. — Lait de vache pasteurisé. Ensemencer avec des bacilles lactiques sélectionnés. Quand la préparation est à point, la faire prendre telle quelle, sans la stériliser au préalable.

Effets. — Arrêts de la diarrhée et des fermentations intestinales, augmentation de poids de l'enfant.

Indications spéciales. — *Entérites fermentatives* principalement des enfants, plutôt que les entérites inflammatoires [1].

Ferments lactiques.

Au lieu de lait caillé, on prescrit souvent les *ferments en nature* avec observation d'un régime.

---

[1] DUNN, Traitement des entérites infantiles par les bacilles lactiques vivants (*Archives of pediatrics*, 1907).

Nature du médicament. — Pour instituer la bactériothérapie intestinale, on peut avoir recours soit
aux *bouillons de culture* mêmes, soit à la culture
des bacilles desséchés sous forme de *comprimés* ou
de *pastilles*.

Habituellement on commence toujours par le
bouillon de culture, plus actif, plus pur. Ce n'est
que pour en prolonger l'effet qu'on s'adresse aux
produits présentés à l'état sec, toujours moins
actifs, plus faciles à se revêtir d'impuretés.

Les bouillons contiennent soit le bacille bulgare
(Thépenier) associé à l'indigène (Metchnikoff) [1]
soit les variétés orientales (Fournier [2]), etc.

On cherche à acclimater dans les cultures des
variétés de ferment lactique capables de vivre dans
un milieu contenant le maximum d'acide lactique

---

[1] METCHNIKOFF, *Études sur la nature humaine*, p. 77, 297 et suivantes ; *Essais optimistes*, p. 220 et suivantes ; *Quelques remarques
sur le lait aigri* ; Conférence à Paris, *Revues rose et bleue*, mai
1904 ; Conférences à Londres, *Revue des sciences pures et appliquées*, mai 1906 ; *Annales de l'Institut Pasteur*, décembre 1902,
août 1903, février 1905, mai 1905, décembre 1906. — MICHEL CO-
HENDY, *Revue de biologie*, 17 février, 24 mars, 31 mars et 19 mai
1906. — COMBE (de Lausanne), *L'auto-intoxication intestinale*,
1909, p. 486 et suivantes ; *Presse médicale*, 1906, p. 140 ; 1907, p. 433 ;
Tribune médicale, 1906, n° 8 ; *Pédiatrie pratique* ; *Journal des pra-
liciens*, 26 mai 1906 ; *Revue de Paris*, Entérites et microbes intes
tinaux, novembre 1906 ; *Medical Press*, janvier 1907. — MAURICE
DE FLEURY, *Quelques conseils pour vivre vieux*. — Médicaments
microbiens, bactériothérapie, vaccination, sérothérapie, par
METCHNIKOFF, SACQUÉPÉE, L. MARTIN, VAILLARD, DOPTER,
SALIMBENI, BESREDKA, WASSERMANN, LEBER, DUJARDIN-BEAU-
METZ et CALMETTE (*Bibl. de Thérapeutique* GILBERT et CARNOT).

[2] ALBERT FOURNIER, De l'emploi des ferments en vue de la
désinfection intestinale, conférence faite à l'hôpital Tenon, service de M. le Dr Caussade (*Presse médicale*, 26 janvier 1907,
p. 59).

possible. Ainsi certains ne sont pas contrariés par 34 à 35 grammes d'acide lactique par litre.

Le bouillon de H. Tissier [1] contient le *Bacillus acidi paralactici*, soit seul, soit le plus souvent en symbiose avec le *Bacillus bifidus communis*, hôte prédominant de l'intestin normal.

On trouve les ferments lactiques en culture ou en comprimés dans les produits spécialisés sous les noms de lactobacilline, lactéol, biolactyl, bulgarine, eulactine, etc.

Pour les bouillons de culture, veiller à la fraîcheur de la préparation.

Mode d'emploi. — C'est exclusivement par la bouche que s'administrent les ferments lactiques.

Dose. — *Culture.* — En général, à chaque repas un verre à madère ou un verre à bordeaux, selon le produit adopté.

Du reste, chaque préparation est accompagnée d'une notice qui indique les particularités d'administration de chacune. Pour favoriser le développement des bacilles lactiques dans l'intestin, on ordonne :

1º MÉDICATION ADJUVANTE. — Faire prendre chaque jour environ 50 grammes de *lactose*, plus si besoin.

Pour aider à la digestion de la quantité assez

---

[1] H. TISSIER, Recherches sur la flore intestinale normale et pathologique du nourrisson (*Congrès international de médecine*, Paris, 1900, comptes rendus ; *Médecine de l'enfance*, p. 208) et thèse de Paris, 1900. — Traitement des infections intestinales par la méthode de transformation de la flore bactérienne de l'intestin (*Société de biologie*, 17 février 1906).

forte de féculents absorbés, il est utile de prescrire une *diastase*, extrait de malt, amylodiastase.

2° RÉGIME ADJUVANT. — Au début du traitement, régime strictement hydrocarboné : ni viande, ni poisson, ni œuf, ni lait.

Supprimer le fromage.

Sont permis tous les autres aliments préparés de façon quelconque, au jus, au beurre, à la crème, en friture, au four, avec des sauces.

Pour la préparation des aliments, on pourra se servir d'une petite quantité de lait, d'œuf ou de fromage râpé.

Ni thé, ni café.

Comme menus, par exemple :

Le matin : soupe aux légumes.

A midi : potage gras ou maigre ; légume farineux (pommes de terre, marrons, riz, et en quantité moindre : haricots, pois, lentilles) ou bien pâte ; légume vert cuit ou cru en salade, ou encore carottes, navets, choux-fleurs, céleri, concombres, tomates, champignons, etc. ; entremets, dessert, petits fours, confitures, miel et tous les fruits crus ou cuits ; gâteau de riz, de semoule, plum-pudding, toutes les pâtisseries, sauf à la crème d'œuf.

Le soir : même genre de repas.

Suivre ce régime pendant trois semaines, un mois si nécessaire. Certains sujets supportent mal une trop longue durée de ce régime hydrocarboné.

Au bout de ce temps, permettre un peu de viande maigre, d'abord jambon d'York, puis volaille rôtie, puis viande rouge rôtie, une ou deux fois par semaine, puis presque chaque jour mais jamais qu'une seule fois par jour, 200 grammes par jour, pas plus, mais pas de charcuterie. Pas d'alcool, sous aucune forme.

Pendant la période aiguë, *boissons très chaudes* aux repas (camomille, menthe ou tilleul); plus tard, vin en très petite quantité et de bonne qualité; café et thé d'abord supprimés, puis permis d'une façon modérée, au fur et à mesure de l'amélioration.

Pour remplacer le café, graine torréfiée, malt Kneipp, Moféol Heudebert.

Effets. — Acidification assez rapide du milieu intestinal. On peut constater l'acidité des selles et la présence du bacille bulgare vivant à partir du troisième ou du quatrième jour de traitement.

Diminution des acides sulfo-conjugués décelables à l'analyse; mais il faut tenir compte du régime, qui, pauvre en azote, fournit naturellement moins de sulfo-éthers [1].

Diminution et cessation de la constipation ou de la diarrhée, selon que l'une ou l'autre existait. Retour au bon aspect de la langue, etc.

Mode d'action. — L'examen des matières fécales montre que les ferments ingérés se développent seuls.

« En milieu sucré, une bactérie ferment acide (ferment mixte) peut arrêter l'action et le développement d'un autre ferment putride (ferment

[1] H. Labbé et G. Vitry, Les effets de la bactériothérapie lactique sur la digestion intestinale (*Presse médicale*, 14 août 1909).

simple), et un ferment acide fort peut arrêter l'action et le développement d'un ferment acide faible [1]. »

Un inconvénient du développement du ferment lactique est de diminuer le coefficient d'absorption intestinale (H. Labbé et G. Vitry).

Indications de la bactériothérapie lactique.

A. **Indications propres à la médication par les ferments.** — *Entérites* de toutes natures, entéro-colites glaireuse, calculeuse, muco-membraneuse, constipation habituelle, fermentations intestinales, auto-intoxications gastro-intestinales.

Affections gastro-intestinales des jeunes enfants.

Dyspepsies intestinales, dyspepsies gastriques.

Fièvre typhoïde, dysenterie bactérienne (conjointement avec la sérothérapie).

Appendicite, occlusion intestinale, hernie étranglée, comme médication adjuvante ou prophylactique.

Affections hépatiques, affections rénales.

Affections cutanées : dermatoses, acnés, eczémas, furoncles, urticaires.

Suralimentation des tuberculeux, alimentation au lait stérilisé (comme correctif).

B. **Indications propres à la médication acide.** —

---

[1] H. Tissier et Martelly, *Annales de l'Institut Pasteur*, 1903. — G. Rosenthal et P. Chazarain-Wetzel, Bases scientifiques de la bactériothérapie par les ferments lactiques (*Société de thérapeutique*, 23 juin et 28 octobre 1909).

Arthritisme, migraines, *diabète* gras et maigre surtout, *artériosclérose, neurasthénies.*

Contre-indications. — *Tuberculose* et toutes les affections où une absorption azotée est nécessaire (H. Labbé et G. Vitry) et où les acides sont contre-indiqués.

CALCIQUE (MEDICATION), CHLORURE, LAC-TATE DE CALCIUM.

Le chlorure de calcium a reçu depuis peu de temps quelques applications nouvelles.

1º **Anti-hémorragique.**

Son emploi dans les hémorragies compte déjà plus d'ancienneté.

Il n'en est pas de même des indications suivantes.

2º **Anti-éruptif, antiprurigineux.**

Dose. — Chlorure ou lactate de calcium, de 0^{gr},50 à 1 gramme chez les enfants.

Lactate de calcium..................	10 grammes.
Eau distillée.......................	200 —
	(Bettmann [1].)

Une à deux cuillerées à bouche une heure avant le repas, trois fois par jour, pendant trois ou quatre semaines.

Mode d'action. — D'après Wright, dans les conditions étiologiques de certaines urticaires, on compte l'ingestion de fruits acides, l'injection de

---

[1] BETTMANN, Sur le traitement interne des maladies de la peau par les sels de chaux (*Münchner med. Wochenschrift*, 22 juin 1909).

sérum, les lavements de savon, etc., conditions
dans lesquelles interviennent des substances qui
rendent le sang moins coagulable, en lui soustrayant
et en immobilisant les sels de chaux. Chez certains
malades, en même temps que la disparition de
l'urticaire, on constate que le sang reprend sa
coagulabilité et sa teneur normale en calcium. De
là l'idée d'appliquer les sels de calcium.

Il y aurait relation directe entre la diminution de
coagulabilité et la production des érythèmes
divers plus ou moins urticariens et de l'urticaire.

Du reste, l'ion calcium joue un rôle important
dans le fonctionnement de la cellule.

Indications. — On le prescrit, comme *anti-éruptif*,
contre les *éruptions sériques* consécutives à l'injection de sérum antidiphtérique, antiméningoccoci-
que, ainsi que l'a préconisé A. Netter [1].

Mais le chlorure de calcium ne limiterait pas son
action aux seules éruptions sériques ; il agirait
aussi sur toutes les *urticaires* (Wright), dans les
œdèmes aigus, les *engelures* et le *prurit*.

3º Antispasmodique.

Le chlorure de calcium antiprurigineux exerce
une action modératrice évidente sur le système
nerveux ; il peut rendre le service d'*antispasmodique*
dans les affections convulsives du système nerveux.

---

[1] A. NETTER, Le chlorure de calcium comme moyen préventif
des éruptions après injection sous-cutanée de sérum. Effets
moins satisfaisants dans les injections intrarachidiennes (*Société
de biologie*, 17 juillet 1909).

Indications. — D'après la pratique de A. Netter[1] : dans la *tétanie*, les *spasmes de la glotte*, la *laryngite striduleuse*, les *convulsions de toutes natures*.

Mode d'action. — Au cours des diarrhées et de certaines intoxications chez l'adulte, comme chez le jeune enfant, se produit une spoliation calcaire ; il y a en effet excès de sels calcaires dans les urines des enfants tétaniques (Oddo et Carle) ; par contre, le cerveau des enfants tétaniques montre un déchet calcaire (Robert Quest).

L'administration des sels de calcium parerait à cette situation (J. Loeb).

Le lait se montre utile dans les états spasmodiques, probablement par sa teneur en sels calciques.

Dose. — La dose a son importance ; exagérée, elle irait contre le but. Pas assez de calcium dans le sang conduit à la tétanie ; trop aboutit au même résultat ; donc, *ne pas exagérer les doses*.

Entre un an et deux ans, jusqu'à 1^{gr},50 et 2 grammes dans les vingt-quatre heures ; mais déjà 15 centigrammes peuvent suffire quotidiennement à un enfant de quinze mois.

Chlorure de calcium.................	2 grammes.
Sirop d'écorces d'oranges amères....	40 —
Hydrolat de tilleul..................	60 —

soit 10 centigrammes par cuillerée à café, 20 centigrammes par cuillerée à dessert.

4° Anti-albuminurique.

Le chlorure ou plutôt le lactate de calcium a été

[1] A. NETTER, Le chlorure de calcium dans les névroses convulsives (*Société de biologie*, 15 mars 1907).

donné et comme moyen diagnostique et comme moyen curatif des albuminuries dites fonctionnelles.

D'après Wright [1], il suffirait de soumettre un albuminurique à l'administration du lactate de calcium à la dose journalière de 2 à 3 grammes pour voir disparaître l'albuminurie lorsque celle-ci ne ressortirait pas directement à une vraie lésion rénale.

Même avec une lésion rénale, Renon [2] a obtenu des résultats surprenants.

Dose. — 10 centigrammes (Renon), seulement pendant cinq à six jours; s'il n'y a pas d'effet, augmenter pendant deux à trois jours, jusqu'à 50 centigrammes, qu'il ne faudrait pas dépasser.

Persister vingt-cinq à trente jours si besoin.

De $0^{gr},20$ à $0^{gr},75$ (Iscovesco).

Effets. — Diminution ou cessation de l'albuminurie, régularisation de la diurèse.

Amélioration de l'état général.

Mode d'action. — D'après Iscovesco [3] :

1° Les globules sanguins brightiques sont beaucoup moins résistants qu'à l'état normal;

2° Le sérum brightique est très hémolysant aussi

[1] A.-E. WRIGHT, *Transactions of the pathological Society of London*, 1905, vol. II. — R. HINGSTON FOX, Albuminuria : a new method of distinguishing the harmless from the hurtful type (*Berichte und Verhandlungen des IV[ten] internationales Kongresses für Versicherungs-Medizin*, Berlin, septembre 1906).

[2] RENON, Action du chlorure de calcium sur les albuminuries (*Société de thérapeutique*, novembre 1907).

[3] ISCOVESCO, Valeur thérapeutique du chlorure de calcium dans le mal de Bright (*Société de biologie*, 1909).

bien pour des globules d'autres animaux que pour des globules humains normaux ;

3° L'adjonction de sels de calcium diminue et peut même supprimer le pouvoir hémolysant du sérum ;

4° L'administration de sels de calcium à des brightiques amène une diminution importante de l'albumine éliminée sans la supprimer complètement ;

5° Il semble que ce qui importe le plus pour la vitalité de la cellule rénale, ce n'est pas la quantité absolue de chlorure de sodium, mais la proportion des ions sodium par rapport aux autres électrolytes de l'organisme ;

6° L'action bienfaisante du lait est peut-être due à ce que cet aliment introduit dans l'organisme des quantités importantes de calcium;

7° Les sels de magnésium, antagonisme du calcium, sont particulièrement toxiques chez les brightiques ;

8° L'albuminurie des brightiques semble due à deux facteurs : un local, rénal, sur lequel le calcium ne peut rien ; l'autre toxique, sanguin, que le calcium supprime.

Le chlorure de calcium relève la pression osmotique (Ceconi et Spadoro).

Indications. — *Albuminuries intermittentes, orthostatiques* et autres *néphrites* aiguës (Netter, Iscovesco), albuminuries de toutes sortes (Renon), infectieuses, tuberculeuses, toxiques exogènes ou endogènes (Fiessinger).

5° Thyroïdien.

Le chlorure de calcium et les sels de chaux en général donneraient des résultats comparables à ceux que fournit l'administration du corps thyroïde [1].

De même les sels de magnésium.

Action. — Le calcium et le magnésium neutralisent l'acide carbonique et facilitent son élimination.

Indications. — *Myxœdème* et tous les états d'*hypothyroïdie* ou d'*hypoparathyroïdie*.

6° *Préventif de l'intolérance quinique* [2].

Indications. — Intolérance simple ; *hémoglobinurie* ; troubles du côté des organes génitaux chez les femmes en dehors de la grossesse.

Mode d'administration. — Soit avant l'administration de la quinine, soit en même temps.

Dose. — Chlorure de calcium à la dose de 1 gramme par jour.

CARDIAQUE (MÉDICATION) PAR INJECTIONS SOUS-CUTANÉES ET INTRAVEINEUSES [3 et 4].

Principe de la méthode. — Dans les cas d'urgence,

---

[1] ALB. FROIN, Animaux éthyroïdés et sels de calcium et de magnésium (*Académie des sciences*, 19 juin 1909).

[2] GROS, Traitement préventif de l'intolérance quinique par le chlorure de calcium (*Société de pathologie exotique*, 12 mai 1909).

[3] G. BARIE, Sur l'effet thérapeutique des injections intramusculaires de strophantine (*Société médicale des hôpitaux*, 7 juin 1909).

[4] PÉDEBIDOU, Sur les injections intranerveuses de strophantine (*Société médicale des hôpitaux*, 20 juin 1909).

l'injection des médicaments toni-cardiaques sous la peau ou dans les veines peut faire espérer une action plus prompte.

Nature des médicaments. — On a essayé le *digalène*, surtout à l'étranger (Cloetta), préparation soluble de digitale, mais dont on ne connaît pas la nature exacte.

En France, on a employé la strophantine.

Il serait dangereux de recourir à la caféine par voie intraveineuse, par suite de l'action contracturante sur le cœur (Mayor [1]).

Mode d'administration. — Intramusculaire, intraveineuse.

Dose. — *Strophantine, un dixième* (Ch. Fiessinger [2]), *quatre dixièmes*, un demi-milligramme. Les doses plus fortes de un milligramme (Mayor, Vaquez et Leconte [3]) ne doivent pas être adoptées.

Les strophantines varieraient d'activité du simple au triple (A. Mayor).

Digalène, 1 centimètre cube à 5 centimètres cubes (A. Mayor).

REMARQUES IMPORTANTES. — 1° Si une injection à dose moyenne n'a pas de résultat, il est *dangereux de récidiver*, en particulier avec la strophantine.

---

[1] A. MAYOR, Sur les injections intraveineuses de médicaments cardio-toniques (*Société vaudoise de médecine*, 3 mars 1909). — De l'injection intraveineuse de médicaments cardio-toniques (*Société de thérapeutique*, 24 mars 1909).

[2] CH. FIESSINGER, Les injections de strophantine (*Journal des praticiens*, 10 avril 1909).

[3] VAQUEZ et LECONTE, *Société médicale des hôpitaux*, 26 mars 1909.

2º Lorsqu'il y a eu déjà administration de digitale, n'injecter la strophantine dans les veines que quatre jours après (A. Mayor).

Résultats. — Dans quelques cas, l'effet toni-cardiaque rapide a semblé légitimer la tentative.

Accidents. — Mais, dans d'autres observations, le médicament par voie intraveineuse a paru ne pas être étranger à l'issue fatale [1].

Elle est irritante pour le rein.

Par la voie veineuse, la strophantine est 40 à 80 fois plus toxique que par la voie gastrique [2].

Donc, jusqu'à plus ample informé, observer *une sage réserve au sujet des injections intraveineuses de médicaments toni-cardiaques*, surtout de stro-phantine, d'action trop brutale. Méthode d'ex-ception (A. Mayor).

Indications. — *États asystoliques* très graves, avec cette restriction de prudence, principalement : *asystolies rebelles* aux autres traitements, affaiblis-sement cardio-vasculaire avec danger immédiat (A. Mayor).

Contre-indications. — Les malades atteints de *néphrite chronique, à vaisseaux cardiaques et à myocarde sérieusement altérés, supportent mal* les injections intraveineuses de médicaments toni-cardiaques (A. Mayor).

---

[1] Chauffard, Accidents mortels à la suite d'injections de strophantine (*Société médicale des hôpitaux*, 2 avril 1909).
[2] Hirtz, Injections intramusculaires de strophantine (*Ibid.*).

COLLOÏDALES (MÉDICATIONS [1].)

Ferments métalliques (A. Robin et Bardet[2]).

Principe de la méthode. — L'état spécial dit colloïdal communique aux métaux des propriétés remarquables, dont celles d'entraver les phénomènes d'infection et de modifier la nutrition organique.

Nature des agents médicamenteux, préparations. — Plusieurs métaux et des sulfures sont préparés à l'état colloïdal ; les suivants ont été introduits dans la thérapeutique :

Argent colloïdal ou *collargol* ou *électrargol*, selon que la préparation s'obtient par voie chimique ou par le procédé de l'arc électrique [3].

Platine colloïdal.

Or colloïdal.

Palladium colloïdal.

Mercure colloïdal.

Selon le métal en suspension fine, la préparation se présente sous des couleurs différentes, violet rose pour l'or, rouge brun pour l'argent, brun gris pour le platine et le palladium. Cette couleur correspond aux métaux colloïdaux obtenus en grains très fins ; si les grains n'ont pas la finesse voulue, la teinte ne reste plus la même. De même,

---

[1] Bouquet et Royer, Études thérapeutiques sur les métaux colloïdaux (*Revue de médecine*, février-juin 1909).

[2] A. Robin et Bardet, Les ferments métalliques (*Bulletin de thérapeutique*, 1904-1905).

[3] Netter, Efficacité de l'argent colloïdal dans le traitement des maladies infectieuses ; multiplicité de ses indications (*Bulletin de la Société médicale des hôpitaux*, 1902, p. 1088).

au bout d'un certain temps, les particules minimes de métal se précipitent lentement; la teinte de la pseudo-solution baisse, en même temps elle perd de son activité.

L'argent colloïdal et l'or colloïdal oxydent directement la résine de gaïac, la paraphénylendiamine.

Le platine colloïdal oxyde le pyrogallol, la paraphénylendiamine, la résine de gaïac et l'hydroquinone.

Les métaux colloïdaux n'agissent pas sur la tyrosine, mais augmentent le pouvoir de la tyrosinase [1].

Chauffés à 120° à l'autoclave, les métaux colloïdaux perdent toute action. Donc s'abstenir de stériliser.

Mode de préparation. — Par les *procédés chimiques*, malgré l'élimination par le dialyseur des corps cristalloïdes, il en reste toujours en solution.

Par la préparation électrique (procédé de Bredig), on obtient un produit rigoureusement pur.

Ce procédé consiste à volatiliser le métal par l'arc électrique, obtenu par un courant de 3 à 4 ampères sous 45 volts.

Sous cet état, les métaux forment des pseudo-solutions. Ils y existent à l'état de suspension sous forme de grains minuscules de différentes grandeurs, mais invisibles au microscope ordinaire, décelables seulement à l'ultra-microscope.

----

[1] Iscovesco et Bardet, *Académie de médecine*, 28 juin 1908.

Sur la catégorie de préparations à choisir, il y a quelques divergences.

Pour Netter, il serait indifférent d'avoir recours aux préparations obtenues par voie chimique ou à celles produites par l'arc électrique, pourvu que ces préparations soient à grains fins et fraîches.

Au contraire, Iscovesco insiste sur la nécessité de n'employer que des *solutions électriques stabilisées et isotoniques*, c'est-à-dire additionnées pour cela d'adjuvant.

De son côté, Bardet veut que les solutions ne soient ni stabilisées ni isotonisées [1].

En attendant l'accord parfait, il faut toujours recommander des préparations exclusivement de métaux colloïdaux : 1° à grains le plus fins possible ; 2° fabriqués tout récemment.

Pour l'époque de l'intervention, il ne faut *pas attendre trop tard*, à un moment où l'organisme n'est plus capable de réaction efficace.

Triboulet ne voudrait pas, non plus, qu'on intervînt trop tôt.

Il y aurait probablement lieu d'appliquer aux métaux colloïdaux la méthode opsonique et de pratiquer surtout les injections lorsque l'indice opsonique remonte.

Mode d'administration et dose. — *Absorption buccale douteuse*, voie rectale peut-être moins. Emploi

---

[1] Foa et Aggazzoti, Sull'azione fisiologica dei metalli colloïdali (*Giornale delle R. Academia de medicina de Torino*, vol. **XIII**, ann. 7ª, fasc. 5 et 6).

préférable de la voie épidermique, hypodermique ou intrarachidienne.

PEAU. — *Pommade* en frictions :

Collargol ou mieux électrargol...... 15 grammes.
Vaseline............................ 85   —

Nettoyer la peau au savon et laver à l'éther; faire précéder la friction d'une rubéfaction de la peau préalable à la brosse ; faire une friction forte et appuyée de dix minutes avec gros comme une noisette de la pommade, soit 2 à 3 grammes ; recouvrir d'un imperméable.

Renouveler dans la même journée une ou deux fois, ou attendre le lendemain selon l'indication. Ou bien :

Argent colloïdal.................... 15 grammes.
Lanoline.. 35   —
Axonge benzoïnée.................. 5o   —

Mélanger *sans triturer* très doucement l'argent colloïdal avec un peu d'eau distillée froide. *Ne pas pulvériser à sec.*

Deux ou trois frictions par jour, d'une durée de vingt minutes, avec gros comme une noisette, sur une région riche en vaisseaux lymphatiques (aine, aisselle).

Recouvrir de taffetas-chiffon.

L'absorption est lente.

VEINE. — *Solution* pour *injections intraveineuses* Méthode d'élection (Triboulet).

Argent colloïdal.................... 1 gramme.
Eau distillée stérilisée. .. Q. S. pour 20 cent. cubes.

ou bien :

Argent colloïdal...................................2 grammes.
Eau distillée stérilisée.... Q. S. p. 100 —
(A. Netter.)

Dose. — 5 centimètres cubes de cette dernière, ou 4 à 10 centimètres cubes de la première dans une veine du pli du coude à l'aide d'une aiguille courte de 3 centimètres environ, en platine iridié, stérilisée. Bien remplir, bien *expurger l'air*.

De même avec le platine colloïdal, le palladium ou l'or colloïdal.

Muscle. — Dans certaines circonstances, il y a empêchement à l'injection *intraveineuse*.

On peut remplacer l'injection intraveineuse par l'*injection intramusculaire* (L. Capitan [1]).

Lieux d'élection. — Toutes régions charnues, en particulier chez les sujets agités, les parties facilement découvertes, partie antérieure de la cuisse, le muscle droit antérieur ou, mieux, tiers supérieur de la fesse.

Nature du médicament. — Solution de collargol à 2 p. 100.

Faire l'injection intramusculaire profondément à l'aide d'une aiguille de 3 centimètres.

Dose. — De 3 à 2 centimètres cubes par injection ; répéter cinq à six fois dans les vingt-quatre heures (Capitan), répéter pendant plusieurs jours consécutifs, espacer et diminuer les injections selon les indications.

----

[1] L. Capitan, Le collargol en injections intramusculaires Société de biologie, 2 février 1907).

5.

ARTICULATIONS, RACHIS, PLÈVRE. — Pour obtenir
une action à la fois locale et générale, on a introduit les métaux colloïdaux dans les cavités mêmes
de l'organisme, articulations, plèvre, cavité rachidienne.

Mode d'action. — Les ferments métalliques, les
métaux colloïdaux possèdent une action puissante
de catalyse, qui s'explique par la nature colloïdale des cellules de nos organes.

Les colloïdaux métalliques forment avec les colloïdaux organiques des associations ou complexes.
Ils en constituent vraisemblablement d'identiques
avec les colloïdes que sont les toxines diverses ; de
là leur efficacité en thérapeutique dans les infections, et leur influence sur l'oxydation organique.
Grande analogie d'action entre les métaux colloïdaux, les ferments, les oxydes et les sérums
thérapeutiques, d'où le nom de *ferments métalliques*.

A la suite des injections de métaux colloïdaux,
en particulier de l'argent colloïdal électrique à
petits grains, *leucocytose* (Achard[1]), intense avec
augmentation des polynucléaires, suractivité de
la rate, de la moelle osseuse, et des organes
hématopoiétiques en particulier. Donc exaltation
d'une des défenses de l'organisme importantes.

Action bactéricide (Charrin[2]), microbe pyocyanique, bactéridie charbonneuse, bacille d'Eberth,

---

[1] ACHARD, *Académie de médecine*, décembre 1906.
[2] CHARRIN, *Société de biologie*, 19 janvier 1907.

colibacille, pneumocoque (Chirié et Monier-Vinard), bacille dysentérique, staphylocoques.

Régularisation de la thermogenèse. *Chute de la température dans les pyrexies.*

La *crise urinaire* peut s'accompagner d'albuminurie. Provocation de polynucléose par activation de la moelle osseuse (*myélocytose neutrophile*).

Élévation temporaire de la pression sanguine.

Du côté de la nutrition, augmentation des échanges organiques (Alb. Robin [1]) :

1° Augmentation du taux de l'urée, parfois jusqu'à 30 p. 100.

Exception seulement chez les cancéreux et les rachitiques.

2° Augmentation de l'acide urique, qui peut tripler;

3° Véritable décharge d'indoxyle.

Effets. — Au point de vue clinique, effets parfois surprenants : modification de l'état général, changement du facies, sensation d'euphorie, modification de la courbe thermique qui s'abaisse, diurèse; en somme, tous les signes indiquant la tendance meilleure du pronostic.

Indications. — D'une façon générale : 1° *tous les états infectieux* quels qu'ils soient ; 2° *certains troubles de la nutrition.*

1° D'après les faits publiés, les résultats sont favorables dans les infections suivantes :

---

[1] ALB. ROBIN, Les ferments métalliques (*Académie de médecine* décembre 1904).

Affections thoraciques : pneumonie (Netter, Capitan), bronchopneumonie, grippe.

Pleurésies : injections intrapleurales de 50 centimètres cubes[1].

Affections puerpérales : infections puerpérales[2], abcès du sein.

Endocardites infectieuses.

Affections hépatiques : ictères graves et ictères infectieux.

Affections articulaires : rhumatismes, arthrites.

Affections méningées : méningite cérébro-spinale (injections intrarachidiennes[3]).

Maladies générales : scarlatine, diphtérie (injection concurremment avec le sérum antidiphtérique dans toutes les diphtéries moyennes et toxiques) (Netter[4]).

Affections chirurgicales diverses.

2° *Maladies de la nutrition.* Diabète (Iscovesco).

MERCURE COLLOÏDAL[5].

Mercure colloïdal en solutions stabilisées e isotoniques à 0,50 p. 1000.

Dose. — Trois centimètres cubes chaque jour, jusqu'à 5 et 10 centimètres cubes.

Mode d'administration. — 1° *Injections intramusculaires,* fessières ;

---

[1] GALLIARD, Pneumothorax métapneumonique suivi de vomique. Injection intrapleurale de collargol. Guérison (*Société médicale des hôpitaux,* 25 juin 1909).

[2] THEUVENY, De l'emploi de l'argent colloïdal dans l'infection puerpérale (*Société de médecine de Paris,* 28 janvier 1909).

[3] BARTH et MAUBAN, *Société médicale des hôpitaux,* 16 juin 1905.

[4] NETTER, *Société de pédiatrie,* juin 1904.

[5] STODEL, Les colloïdes, 1908.

2° *Injections intraveineuses* ;

3° *Injections intrarachidiennes.*

RÉSULTATS. — Ceux des préparations de mercure.
Pouvoir bactéricide supérieur au sublimé.
Toxicité moindre que le biiodure.

Indications. — *Syphilis* primaire, secondaire, ter-
iaire ; méningites syphilitiques (injections intrarachidiennes (Claude et Lhermitte[1], Claisse et
Joltrain[2]).

COLLOÏDES ORGANIQUES [3].

Nature de la préparation. — Colloïdes précipités
par la chaleur des cellules végétales, ferments
alcooliques, lactiques, mycoses non pathogènes,
polyvalents contre la plupart des microbes pathogènes.

Mode d'administration. — Voie buccale ou injections sous-cutanées.

Action. — Stimulation de la phagocytose.

Indications. — Infection en général.

DIURETIQUE (MÉDICATION) INTRAVEINEUSE.

Principe de la méthode. — Introduire dans le sang
même des substances capables d'y attirer l'eau
nécessaire à provoquer la diurèse.

Nature du médicament. — *Solutions hyperto-
niques.*

---

[1] CLAUDE et LHERMITTE, *Société de biologie*, 1908.

[2] CLAISSE et JOLTRAIN, *Société médicale des hôpitaux*, 1908.

[3] DOYEN, Action de certains colloïdes organiques sur la phagocytose thérapeutique préventive et curative des maladies infectieuses par la méthode pathogène (*Congr. int. Budapest*, 1909).

Lactose à....................... 25 et 30 p. 100.
Glycose 25   —
Mannite........................ 25   —

La glycose et la mannite seraient supérieures à la lactose (Fleig [1]).

On obtiendrait des effets analogues avec des *solutions isotoniques* (Labongle et Boutin); par exemple :

Sucre candi chimiquement pur. $10^{gr},30$
Eau distillée................... 100 grammes.

1º Glycose....................... 47 grammes.
Eau Q. S. pour faire........... 100 cent. cubes.

2º Lactose cristallisée.......... $0,2^{gr},5$.
Eau Q. S. pour faire........... 100 cent. cubes.
(C. Fleig.)

Dose. — 400 à 500 centimètres cubes, un litre et jusqu'à un litre 100 centimètres cubes dans les vingt-quatre heures.

Solutions isotoniques. — Doses supérieures aux précédentes, et au besoin *massives* et *abondantes*.

Mode d'administration. — Voie veineuse (solution hypertonique), voie sous-cutanée (solution isotonique).

Effets. — Diurèse, moins d'une heure après l'injection, jusqu'à quatre litres dans les vingt-quatre heures.

Souvent, peu après la piqûre, *frisson* (solution hypertonique).

---

[1] C. Fleig, Sur les sérums artificiels chlorurés diurétiques réalisés par les solutions isotoniques ou paranisotoniques de sucre (glycose, lactose, saccharose, mannite) (*Société de thérapeutique*, 9 juillet 1909).

1º Travail rénal moindre qu'avec les sérums chlorurés.

2º Pas d'introduction de chlorure de sodium.

3º Toxicité moindre que les sérums salés.

4º Combustion partielle du sucre dans l'organisme, et élimination par les poumons, d'où amélioration du travail du rein.

5º La solution hypertonique augmente la pression et contribue à la débâcle urinaire.

Mode d'action. — Action osmotique régulatrice, attraction de l'eau des lésions dans le sang, d'où augmentation de la masse sanguine et de la pression artérielle.

Indications. — *Anuries* diverses, chez les lithiasiques [1], *œdèmes, hyposystolie, asystolie.*

Fièvre typhoïde, paludisme, septicémies, albuminurie et tous les cas où les injections de solutions salines sont indiquées.

Contre-indication. — *Diabète* et *glycosurie.*

FIBROLYSIQUE (MÉDICATION).

Principe de la méthode. — Ramollir les tissus de cicatrice, plus particulièrement les tissus de sclérose, sans toucher aux tissus sains.

Nature du médicament. Mode d'administration. — La thiosinamine, ou allylthio-urée ou allylsulfocarbamide, résulte de l'ébullition prolongée

---

JEANBRAU, Pathogénie des anuries, discussion (*Ier Congrès de l'association internationale d'urologie*, Montpellier, septembre-octobre 1908).

d'un mélange d'essence de moutarde et d'ammoniaque.

Les thiosinamines commerciales n'ont pas tout à fait les mêmes propriétés, en particulier la même solubilité dans l'eau. La thiosinamine d'origine allemande se montre peu soluble ; la thiosinamine d'origine française se dissout assez facilement. Bien spécifier : thiosinamine française.

La fibrolysine (salicylate double de thiosinamine et de soude) est spécialisée.

Thiosinamine française.............. 1 gramme.
Eau distillée........... .... 25 grammes.

Faire la solution à froid.

Un centimètre cube de cette solution renferme 4 centigrammes de thiosinamine.

Au lieu du salicylate de soude dont la solution se décompose rapidement et se cristallise si vite qu'elle obstrue les aiguilles, Michel a substitué l'antipyrine ; il obtient un liquide sirupeux, incolore, très soluble dans l'eau et de conservation parfaite :

Thiosinamine...................... 15 grammes.
Antipyrine....................... 7^{gr},5o centigr.
Eau distillée.................... 100   —
(Michel.)

Solution ni irritante, ni douloureuse.

Dose. — 20 centigrammes de thiosinamine, soit 5 centimètres cubes de la solution, pendant vingt-cinq à trente jours ; le malade reçoit donc pendant la période de son traitement, de 5 6 grammes de thiosinamine.

Faire les injections sous la peau du ventre ou à la partie supérieure des fesses. *Ne jamais chauffer les solutions.*

Pour les affections de l'oreille, on peut prendre des bains d'oreille avec une solution au 1/15e avec addition d'antipyrine (Houreau [1]).

Contre l'obésité, A. Riedel a employé des doses bien plus élevées, $2^{gr},30$, $4^{gr},60$ tous les deux jours, même tous les jours sans inconvénient.

Effets. — Dans les affections cardiaques, pas de changement appréciable du côté des bruits de souffle cardiaques ; mais amélioration des symptômes fonctionnels, de l'état général, de la dyspnée, de la tension artérielle, de l'albuminurie.

Diurèse (Mertens) ; leucocytose (mononucléose), action élective et exclusive sur le tissu conjonctif d'origine mésodermique et pas sur les autres [2].

Dans les autres affections, le tissu cicatriciel prend l'aspect embryonnaire.

Indications. — Toutes les *scléroses*, scléroses pleuro-pulmonaires, *rhumatisme* fibreux et, en particulier, scléroses cardio-vasculaires, *artériosclérose* et spécialement *aortite chronique, insuffisance et rétrécissement aortiques, médiastinite* (Rénon [3]), *symphyse cardiaque* (Combe [4]), *blocage du cœur,*

---

[1] Houreau, Thèse de Paris, 1907.

[2] Maurice Perrie, Essai d'interprétation méthodique des succès et des insuccès de la thiosinamine (*Presse médicale*, 18 août 1909).

[3] Louis Rénon, Action de la thiosinamine sur les fibroses cardio-vasculaires (*Journal des praticiens*, 20 juin 1907, n° 26, p. 409).

[4] Combe, Action de la fibrolysine sur les tissus de sclérose (*Société vaudoise de médecine*, 10 janvier 1906).

maladie de Stokes-Adams [1], *otite adhésive, sclérose
du tympan* (Lermoyez), *chéloïde, rétrécissements
œsophagiens, rétrécissement du larynx* (Lavrand [2])
rétrécissements urétraux, lupus (Helia), *ataxie locomotrice*[3], *obésité* [4].

GALACTOGÈNE (MÉDICATION).

Principe de la méthode. — Exciter la sécrétion
mammaire.

Nature du médicament. — Infusion d'ortie, d'anis,
de galéga. Extrait de graine de cotonnier
(lactagol).

Voir aussi *Opothérapie mammaire, placentaire.*

Dose. — Infusions : un litre dans la journée ;
extrait de cotonnier (lactagol), 2 à 3 grammes.

Indication. — *Sécrétion lactée diminuée, arrêtée.*

LAXATIVE (MÉDICATION).

1º **Huileuse.**

Principe de la méthode. — La constipation chronique tiendrait [5] à l'absorption exagérée chez
les sujets qui en sont atteints. Ils ne rendent qu'une

---

[1] RÉNON, Le blocage du cœur (*La Clinique*, 19 février 1909).

[2] LAVRAND, La fibrolysine dans les rétrécissements du larynx
(*Société des sciences médicales de Lille*, 16 décembre 1908).

[3] POPE, Traitement de l'ataxie locomotrice par la fibrolysine
(*British medical Journal*, juillet 1907).

[4] A. RIEDEL, La thiosinamine contre l'obésité (*Münchner med.
Wochenschrift*, 13 juillet 1909).

[5] LIPOWSKI (Bomberg), Nature et traitement de la constipation
chronique (*Société de médecine berlinoise*, 16 juin 1909).

minime partie d'un lavement de solution salée physiologique, comparés aux sujets sains. Les corps gras empêchent cette absorption.

Nature du médicament :

Paraffine solide......................... 8 parties.
Huile de vaseline...................... 1 partie.

Mélange fusible à 38°.

Mode d'administration. — Lavement tiède, introduit à 20 centimètres.

Dose. — 200 grammes, soit le soir, soit le matin.

Résultats. — Selle normale le matin chez les sujets qui prennent le lavement gras le soir, l'après-midi ou le lendemain matin chez ceux qui le prennent dans la matinée.

Très rarement (2 fois sur 53) un petit lavement de 100 centimètres cubes d'eau a dû faciliter la garde-robe.

Indications. — *Constipation*, hémorroïdes, entérites diverses.

2° **Mucilagineuse.**

Principe de la méthode. — Comme ci-dessus, absorption trop grande, matières trop sèches.

L'administration de mucilage y remédie.

Nature du médicament. — Tous les *mucilages* préparés de façon à se développer dans l'intestin, en particulier *agar-agar*.

A cet effet, des spécialités, agarase (mélangé avec du ferment lactique), *thaolaxine*, scorigène, etc., sont préparées.

Dose. — 5 à 10 grammes, jusqu'à 20 grammes par jour en deux ou trois fois dans la journée.

Indications. — *Constipation* chronique de toute nature et de toute cause, *entérocolites diverses, appendicite chronique.*

IONIQUE (MÉDICATION), IONISATION, IONO-THÉRAPIE ou introduction électrolytique médicamenteuse.

Principe de la méthode[1]. — Dans une solution saline électrolytique, c'est-à-dire capable d'être dissociée par l'électricité, de NaCl par exemple, on peut admettre (Swante Arrhenius) qu'un nombre plus ou moins grand de molécules NaCl dissoutes demeurent non dissociées, les deux atomes Na et Cl toujours soudés, tandis que d'autres molécules voient le lien qui tenait soudés les atomes Na et Cl se relâcher. Ces atomes en instance de séparation, ce sont les ions. Il y a d'autant plus d'ions que la solution est plus faible.

Tandis que les molécules NaCl à atomes encore soudés subsistent électriquement neutres, les ions prennent une charge électrique. Ici l'ion Na se charge positivement, et l'ion Cl négativement.

Si l'on fait passer un courant électrique dans une telle solution, chacun des corps sera attiré vers le pôle de nom contraire ; l'ion positif $\overset{+}{\mathrm{Na}}$ sera

---

[1] Pour l'historique, voir A. Zimmern, Introduction électrolytique médicamenteuse au xviiie et au xixe siècle (*Presse médicale*, 13 février 1907), et, pour le détail, Delherm et Laquerrière, L'ionothérapie électrique, *Actualités médicales*, Paris, 1908 (J.-B. Baillière et fils, éditeurs).

attiré au pôle négatif ou *cathode*. Tout ion positif qui se porte au pôle négatif prend le nom de *cathion*.

L'ion négatif $\overline{Cl}$ va au pôle positif ou *anode*. Tout ion négatif qui va au pôle positif prend le nom d'*anion*.

Si, au lieu d'une solution de chlorure de sodium, on opère sur une solution de sulfate de sodium SO^4Na^2, on a $\overline{SO^4}$, ion négatif ou anion, et $2\overset{+}{Na}$, ions positifs ou cathions.

Métaux, radicaux métalliques sont *ions positifs* et *cathions*, l'*hydrogène* fait office de métal $\overset{+}{H}$, les alcaloïdes de même. Le radical *acide* d'un sel, le groupe *oxhydrile* $\overline{OH}$ des solutions basiques sont *ions négatifs* et *anions*; de même les métalloïdes des composés binaires hyaloïdes, ainsi dans $IK = \overline{I}, \overset{+}{K}$.

D'une façon schématique, malgré sa complexité, l'organisme humain figure un agrégat cellulaire imprégné d'une solution saline, théoriquement d'une solution de chlorure de sodium à 5 ou 7 p. 100 Les ions du corps réagiront donc comme ceux. d'une solution faible de ce sel.

Si l'on fait passer un courant électrique à l'aide d'électrode métallique, les cathions $\overset{+}{Na}$ iront vers le pôle négatif, les anions $\overline{Cl}$ vers le pôle positif, et, selon l'intensité du courant, ces cathions et ces anions, devenus atomes libres, agiront localement sur les tissus, et commenceront à attaquer la peau aux points d'application. Cette propriété a son application pratique dans l'*électrolyse*.

Mais si l'on emploie des électrodes spongieuses imprégnées elles-mêmes d'une solution saline, même faible, il se passera au niveau de ces électrodes, à la fois électrodes et électrolytes, les mêmes phénomènes d'ionisation que si le corps n'était pas interposé.

Si, pour prendre un exemple, nous imprégnons ces électrodes d'une solution d'iodure de potassium, les ions $\overline{I}$ et $\overset{+}{K}$ se transporteront vers l'électrode de nom contraire, faisant leur office respectif; $\overline{I}$ anion ira au pôle positif, $\overset{+}{K}$ cathion au pôle négatif, et pour cette translation traversera les tissus situés entre les deux électrodes.

En réalité, les faits seraient plus complexes[1]. Quand on fait passer un courant à l'aide d'électrodes imprégnées de l'électrolyte IK à travers une solution de gélatine, solution colloïdale assez analogue à un tissu organique, il n'y aura pas simple transport du cathion $\overset{+}{K}$ au pôle négatif et de l'anion $\overline{I}$ au pôle positif ; mais l'anion $\overline{I}$ se combinerait aussi au cathion $\overset{+}{Na}$ de la solution isotonique de gélatine libérée en même temps. C'est donc comme si l'on avait injecté *in situ* du INa.

Quoi qu'il en soit, on conçoit donc la possibilité de faire traverser les organes par les médicaments et d'agir ainsi non plus par l'intermédiaire de la

---

[1] Iscovesco et Matza, Sur la pénétration ionique d'électrolytes à travers les sels colloïdaux (*Société de biologie*, 26 janvier 1907).

circulation générale, ce qui peut avoir des inconvénients, mais directement par l'apport électrique
des substances thérapeutiquement actives, d'où
facilité à faire agir localement les médicaments.

C'est à cette pénétration dans l'économie qu'on
a donné le nom de *médication diadermique*, an-
ciennement connue aussi sous la dénomination
de cataphorèse.

La réalité de la pénétration électrolytique des
médicaments à travers la peau a été démontrée
(Stéphane Leduc). Du sulfate de strychnine impré-
gnant un carré d'ouate hydrophile placé sur la
peau rasée d'un lapin reste sans action. Si l'on fait
passer un courant électrique, le tampon servant
d'électrode, l'animal meurt d'intoxication strych-
nique, et cela selon qu'on place l'alcaloïde à tel
ou tel pôle. L'intoxication se produit par le pôle
positif et non pas par le négatif ; il en est de même
avec d'autres poisons. Pour le cyanure, c'est le pôle
négatif qui joue le rôle actif.

Toutefois il y aurait plutôt pénétration superfi-
cielle que profonde, d'après les recherches histo-
chimiques de Tuffier et A. Mauté[1]. On devrait con-
sidérer d'après les auteurs :

« 1º L'action médicamenteuse vraie, qui reste
absolument localisée à la peau, sauf pour les médicaments toxiques à très faibles doses, qui peuvent
produire des effets généraux après leur passage
dans la circulation ;

---

[1] Th. Tuffier et A. Mauté, A propos des médications ioniques (*Société de biologie*, 26 janvier 1907).

« 2° L'action due aux phénomènes biologiques qui se produisent sous l'influence du courant et indépendamment de la solution employée. L'action sur les tissus profonds (arthrite, par exemple) ne tient pas à la présence du médicament lui-même dans les tissus articulaires, mais à l'action osmotique provoquée par le déplacement des ions de l'organisme. »

Certains auteurs, P. Hartenberg [1] entre autres, se demandent si le peu de substance introduite peut avoir une action très efficace, même localement.

Du reste la *thérapeutique des ions* doit rester avant tout une *thérapeutique locale* [2]. Pour localiser une action médicamenteuse, elle paraît bien supérieure à la méthode d'ingestion buccale ; mais comme action générale, elle lui reste manifestement inférieure.

Mode d'application. — L'application du traitement électro-ionique nécessite une instrumentation et l'emploi d'une solution médicamenteuse.

1° *Source électrique.* — Courant continu fourni soit par un secteur urbain à courant continu ou rendu continu s'il est alternatif, soit par des accumulateurs, soit par une batterie de piles pouvant donner un potentiel de 60 volts au minimum (A. Bouchet).

---

[1] P. HARTENBERG, A propos de la thérapeutique ionique (*Journal de physiothérapie*, 1907).

[2] ALBÉRIC BOUCHET, La thérapeutique des ions (*Journal des praticiens*, 19 janvier 1907, n° 3, p. 41).

2° Un *réducteur de potentiel* pour permettre de faire varier le voltage.

3° Un *voltmètre* pour mesurer ce voltage.

4° Un *milliampèremètre gradué en unités* pour faciliter les variations minimes d'intensité.

5° Un *inverseur de courant*. Ces quatre appareils seront montés sur un même tableau.

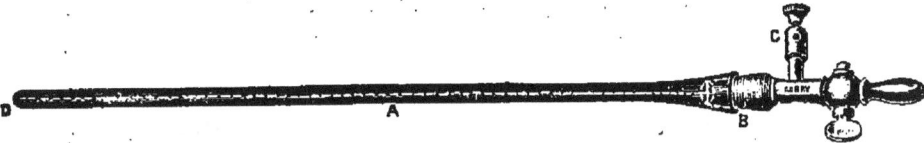

Fig. 2. — Électrode pour l'ionisation urétrale.

6° Des *jeux de câbles* de 1 à 3 mètres par paire, revêtus de soie rouge pour le pôle positif, verte pour le négatif, afin d'éviter les confusions de pôles au moment des applications.

7° Des *serre-fils* ou mieux des électrodophores de Delineau à trous multiples, permettant la fixation et le groupement des différents conducteurs sur le même pôle.

8° Des *électrodes*. Pour l'électrode indifférente, plaques de zinc ou d'étain avec peau de chamois, recouvertes d'ouate hydrophile chimiquement pure mouillée avec une solution salée faible, de 1 centimètre d'épaisseur et d'au moins 4 centimètres carrés de dimension (A. Bouchet);

Ou bien plaques métalliques souples et nues, doublées de tissu hydrophile en 16 ou 32 doubles (St. Leduc).

Pour l'électrode active, de même ouate ou tissu

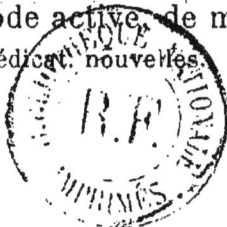

GILLET. Médicat. nouvelles.   6

hydrophile de 2 centimètres d'épaisseur couvrant
toute la surface à traiter; s'il s'agit d'une articulation, on entoure celle-ci complètement. Sur le
tissu hydrophile imprégné de substance médicamenteuse, on dispose des *tressés de cuivre rouge*
reliés au courant.

La forme, la nature même de l'électrode active
varient avec les régions à traiter. Pour l'urètre, on
doit recourir à une sonde d'un dispositif tout
spécial [1].

Application. — Les deux électrodes préparées,
on applique l'indifférente en général à la région
dorso-lombaire, de façon qu'elle se maintienne
seule en place, le malade étant couché.

L'application de l'électrode active varie avec les
régions. On peut limiter l'espace à l'aide de taffetas
imperméable, d'une feuille de gutta-percha laminée,
par exemple.

Avant l'application, on s'assure que les surfaces

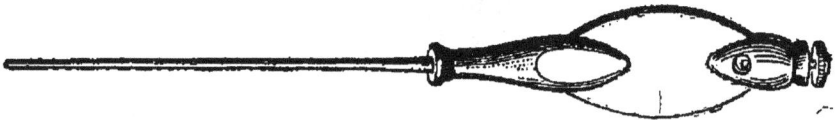

Fig. 3. — Électrode pour l'ionisation utérine.

cutanées sur lesquelles on doit agir ne présentent
pas de solution de continuité ; on contrôle son inté-
grité en y passant un tampon imbibé d'alcool-

---

[1] ALBÉRIC BOUCHET, La thérapeutique des ions. Traitement de
l'urétrite blennorragique (*Journal des praticiens*, n° 6, 9 février
1907, p. 89).

éther. On recouvrirait de collodion tout point dénudé avant de commencer la séance électrolytique.

Manœuvres. — Les électrodes en place, on les relie chacune à un des pôles. Ce pôle peut varier selon la nature du médicament employé ; ainsi, s'il s'agit de salicylate de soude, l'ion actif, l'acide salicylique, étant un anion, on reliera l'électrode imprégnée de sa solution au pôle négatif. L'électrode indifférente dorso-lombaire recevra le pôle positif.

Pendant tous ces apprêts, l'appareil électrique reste au zéro.

Quand tout est bien vérifié, pôles exactement placés, bon raccordement à la source, etc., on fait passer le courant d'abord à très faible intensité, puis progressivement jusqu'à 0,050 à 0,100 milliampères et même plus, environ 0,002 *milliampères par centimètre carré de surface traitée.*

On maintient le maximum possible vingt minutes à une demi-heure.

Pour cesser la séance, on diminue peu à peu l'intensité jusqu'au zéro.

S'il se produit de fortes sensations douloureuses localisées, on ramène lentement au zéro, et l'on protège par du collodion les points douloureux.

Nature des médicaments et indications thérapeutiques. — D'après les principes généraux de l'ionisation, tous les médicaments, à la seule condition qu'ils soient corps électrolytiques, peuvent s'administrer au moyen de l'électricité. On peut donc en imaginer une longue liste.

Les suivants ont donné lieu à des applications cliniques.

1° *SEL DE LITHIUM.*

Plonger la région malade dans un bain ainsi composé :

```
Chlorure de lithium..................    2 parties.
Lithine.............................    1/2 partie.
Eau.....................    Q. S. pour 100 parties.
```

On place cette solution au pôle positif.

On peut varier la solution et le mode d'application, par exemple la verser sur du coton hydrophile.

En général, l'intensité du courant par décimètre carré est de 20 milliampères (Labatut) à 100 et 200 (Guilloz).

Durée d'application, vingt à trente minutes, plus même, jusqu'à une et deux heures par jour.

Indication. — *Goutte.*

2° *SALICYLATE DE SOUDE.*

Pédiluve ou autre récipient rempli avec la solution suivante, en quantité suffisante :

```
Salicylate de soude...................    3 parties.
Eau chaude............................    97    —
```

La solution au pôle négatif.

Selon la région, on varie le mode d'application. Le coton hydrophile se prête bien à toutes ces variantes.

L'intensité du courant varie avec l'étendue de l'application, de 15 milliampères à 40 et 50.

Durée de l'application. — Quarante-cinq minutes

à une heure, tous les trois jours ou moins, selon les cas et les circonstances.

Chaque gramme décomposé au pôle négatif introduira dans les tissus sous-jacents 0 ^{gr}. 23 du salicylate de soude employé[1] au maximum.

Indications. — *Arthrites rhumatismales, ankyloses* de natures diverses, consécutives au rhumatisme, à l'arthrite fongueuse, névralgies, etc.

3o *CHLORHYDRATE D'AMMONIAQUE OU CHLORURE DE SODIUM* [2].

Procédé analogue à celui mis en œuvre avec le salicylate de soude.

4o *CHLORURE DE SODIUM.*

Solution à 1 p. 100 ou à 5 p. 100, placée au pôle négatif.

Indications. — *Ankyloses diverses*, affections chroniques de l'oreille, surtout non suppurées.

5o *IODE* [3].

On emploie la solution suivante :

Iodure de potassium..................	1 gramme.
Eau distillée........................	99 grammes.

ou bien :

Iodure de potassium..................	2 grammes.
Eau distillée........................	95 —

Appliquer quantité suffisante sur les articulations

---

[1] DESFOSSES et A. MARTINET, L'ion salicylique (*Presse médicale*, n° 32, 2 octobre 1907, p. 252).

[2] P. DESFOSSES et A. MARTINET, La sclérolyse ionique (*Presse médicale*, n° 23, 20 mars 1907, p. 178). — DUREY, Le massage et l'ionisation dans les affections articulaires (*Presse médicale*, n° 44, 1er juin 1907, p. 347).

[3] RAYMOND BRILLOUET, Étude physique et thérapeutique des ions et particulièrement de l'ion iode. Thèse de Paris, 1907 J.-B. Baillière et fils).

malades à l'aide de seize doubles de tissu d'ouate hydrophile, que l'on recouvre d'une plaque d'étain reliée au pôle négatif.

Courant : de 40 à 100 et même 105 milliampères progressivement.

Indications. — *Ankyloses, rhumatismes* chroniques, *fistule pleurale* consécutive à un empyème, affections de l'oreille, en particulier chroniques, uppurées, affections où il y a indication de l'iode non localement.

6° *SELS DE QUININE.*

Indications.—*Névralgies, tic douloureux de la face.*

10 à 20 milliampères, même 45 (Leduc), pendant quarante minutes.

7° *CHLORURE DE ZINC, SULFATE DE MAGNÉSIE :*

N° 1. Chlorure de zinc......................	1 partie.
Eau distillée...........................	99 parties.
N° 2. Sulfate de magnésie..................	3 parties.
Eau distillée...........................	97 parties.

Indications. — *Affections cutanées diverses.*

Application à l'aide du coton hydrophile, au pôle positif. Cerner la région à traiter par du tissu imperméable, gutta laminée ou autre. 10 à 15 milliampères, pendant vingt à cinquante minutes.

Indications. — *Ulcères variqueux, verrues, épithéliomas,* etc.

Urétrite, blennorragie avec un dispositif spécial.

Solution :

Sulfate de zinc....................	1/2 partie.
Eau..............................	99 parties 1/2.

Pour cette application intra-urétrale[1], on dispose un récipient, le bock habituel des injections diverses, contenant 2 litres de la solution précédente. Une sonde à œillets multiples, dite sonde de

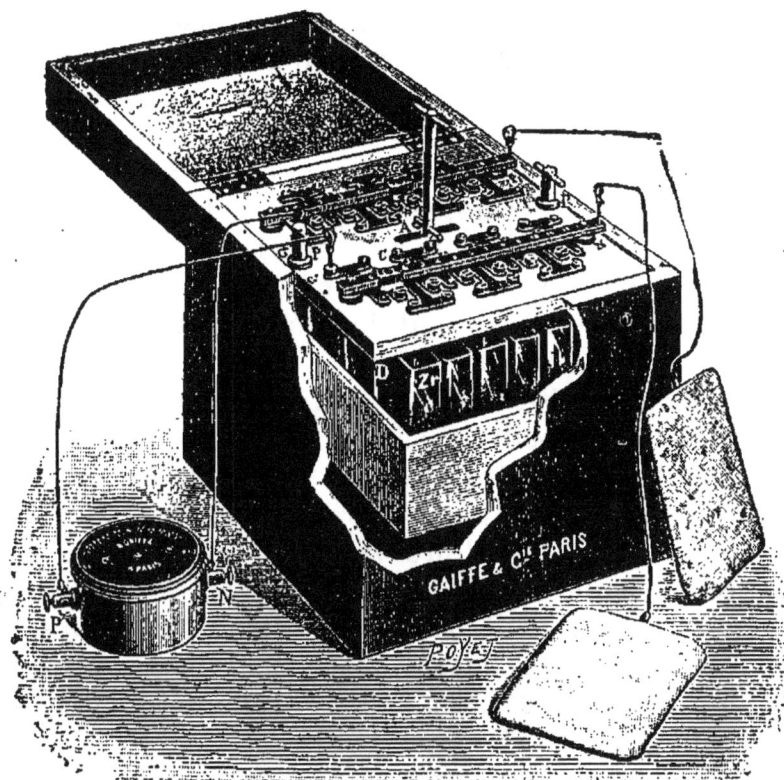

Fig. 4. — Appareil portatif pour l'ionisation.

Desnos, est introduite dans le canal. Celle-ci est réunie au tube d'écoulement d'un bock par un robi-

---

[1] ALB. BOUCHET, La thérapeutique des ions. Traitement de l'urétrite blennorragique (*Journal des praticiens*, n° 6, 9 février 1907, p. 89).

net métallique, porteur d'une borne à vis destinée
à la fixation d'un des fils électriques.

Dans le diamètre de ce tube à robinet, une bar-
rette permet de fixer un fil de platine à extrémité
boutonnée qui parcourt la sonde jusqu'à 1 centimètre et demi de son extrémité, afin de prolonger
ainsi le courant dans le sens même du liquide de
lavage.

Le reste de l'application ressemble à toutes les
applications dermothérapiques ; l'électrode indifférente, large, mesure au moins 1 décimètre carré,
maintenue dans la région dorso-lombaire.

On utilise un courant de 20 à 30 volts et de 1, 2,
5 et même 10 milliampères.

Métrites hémorragiques, métrites blennorragiques,
avec un dispositif spécial aussi[1].

1° Hystéromètre construit de façon à pouvoir
recevoir dans sa partie libre des tiges de zinc de
longueur et de calibre variables, et à pouvoir
réunir à une électrode.

Entre la tige de zinc et l'électrode, revêtement
de caoutchouc faisant l'isolement pour garantir
les tissus sains. Les auteurs ont adopté des dispositifs différents[2].

Cet hystéromètre est réuni au pôle positif.

---

[1] P. Desfosses et A. Martinet, L'ion zinc (*Presse médicale*,
n° 55, 10 juillet 1907, p. 436). — Laquerrière, Quelle est la valeur
pratique de l'introduction électrique des médicaments. (*Société de
thérapeutique*, avril 1908).

[2] Alb. Bouchet, La thérapeutique des ions. Traitement de la
métrite blennorragique (*Journal des praticiens*, n° 8, 23 février
1907, p. 121). — A. Malherbe, De l'électro-ionisation transtympa-
nique (*Bulletin médical*, n° 16, 2 mars 1907, p. 182).

2º Pôle négatif formé de compresses de gaze imbibées d'eau salée, recouvertes d'une plaque souple d'étain, le tout fixé sur l'abdomen ou sur la cuisse du malade.

Courant de 30 à 60 milliampères, d'une durée d'application de vingt à trente minutes.

Avant l'application de l'hystéromètre, on aseptise le vagin en y faisant passer sous courant électrique une solution de :

Sulfate de zinc.......................... 0^{gr},50
Eau...................................... 99^{gr},50

On a aussi, mais moins couramment, utilisé des électrodes de charbon, de platine, d'argent, d'aluminium, de cadmium, selon qu'on avait l'intention de recourir à des électrodes attaquables ou à des électrodes inattaquables.

Il y a avantage à choisir une électrode attaquable, et en particulier l'électrode zinc.

Pour le traitement, en dehors du dispositif électro-ionique, on doit avoir à sa disposition :

1º Un spéculum isolant, par exemple un spéculum de Fergusson en porcelaine ou en verre ;

2º Une canule en caoutchouc souple à œillets multiples, avec obturateur de porcelaine, pour pratiquer les injections vaginales ;

3º Un bock à injections d'environ 2 litres, destiné à distribuer la solution chaude de sulfate de zinc ;

4º Un dispositif pour les traitements gynécologiques, table ou chaise longue à spéculum.

On peut se servir de ce meuble pour y disposer la grande électrode indifférente dorso-lombaire.

8° *ARGENT* [1].

Mode d'application. — 1° Toilette savonneuse du prépuce et du gland, puis lavage au sublimé à 1 p. 1000. Désinfection de l'urètre antérieur et de l'urètre postérieur et de la veine avec une solution boriquée à 30 p. 1000 à l'aide de la canule de Janet.

2° Anesthésie avec quelques centimètres cubes d'huile de vaseline cocaïnée à 1 p. 100.

3° Introduction d'une sonde d'argent reliée au pôle positif. Courant 9 à 10 milliampères pendant dix minutes.

Renverser le courant, après retour lent au zéro, et donner 2 à 3 milliampères, 6 à 7 jours.

Indications. — *Blennorragie chronique.*

9° *PILOCARPINE.*

Nitrate de pilocarpine............ 2 à 5 parties.
Eau distillée..................... 98 à 95   —

Au pôle positif pour dégager l'ion pilocarpine.

Électrode active, terminée par une petite mèche d'ouate hydrophile imprégnée de la solution choisie, introduite dans le conduit auditif externe jusqu'à contact avec la membrane du tympan ; autre électrode figurée par une bougie à surface

---

[1] DONNAT, Sur le traitement par l'ion argent de la blennorragie chronique de l'homme (*Archives d'électricité médicale*, 10 mars 1909).

revêtue d'un isolant, sauf à l'extrémité terminée en olive métallique.

Indications. — *Affections de l'oreille* surtout non suppurées. Voir *Chlorure de sodium, Chlorure de zinc.*

Cette liste d'affections et de médicaments ioniques n'est qu'une liste d'attente. A cette liste viendront se joindre d'autres médicaments pour de-médications semblables ou pour d'autres.

On a déjà fait des tentatives d'application de l'ion *mercure* dans la syphilis [1]; d'autres suivront.

Le point important est d'avoir, dès aujourd'hui, les principes généraux de la méthode.

Méthode d'extraction électrolytique.

Par l'ionisation médicamenteuse, on se propose d'introduire plus ou moins profondément dans l'organisme telle ou telle substance, tel ou tel ion.

Par un procédé inverse, il est possible non plus d'introduire, mais d'extraire les ions de l'organisme, ainsi l'acide urique des tophi goutteux (Bordier [2]).

Ionisation médicamenteuse. — En dehors de l'introduction électrolytique des substances médicamenteuses, la notion des ions régit encore un plus grand territoire de la thérapeutique.

---

[1] FOVEAU DE COURMELLES, L'ion mercure dans la syphilis (*Annales de thérapeutique dermatologique et syphiligraphique et de prophylaxie antivénérienne*, t. VII, n° 4, 20 février 1907).

[2] BORDIER et ROUCH, Expériences sur les phénomènes d'entraînement et de transport des ions par l'électricité statique (*Congrès de l'Association française pour l'avancement des sciences*, Cherbourg, et *Archives d'électricité médicale*, 25 janvier 1906).

L'ionisation gouverne en quelque sorte l'action médicamenteuse. Ainsi, tandis que dans le KCl l'anion $\overline{Cl}$ agit comme chlore et produit des effets sclérolytiques, dans le chlorate ClO^3K la dissociation ionique sépare la molécule en deux ions K et ClO^3 qui agit non plus comme chlore, mais comme anhydride chlorique.

Si l'ion actif d'un médicament se présente plus concentré, l'effet curatif, pour un même poids de médicament, se renforce proportionnellement.

Mercure. — Pour le mercure, l'ion Hg apparaît plus concentré lorsqu'il s'isole du sublimé que lorsqu'il provient de sels plus compliqués où l'ion Hg n'est plus sous la forme Hg, mais englobé avec d'autres corps.

Nature du médicament. — Pour parer à la douleur provoquée par le sublimé, il suffit de le diluer (St. Leduc).

Sublimé	10 centigr.
Chlorure de sodium recristallisé.....	1 gramme.
Eau distillée.......................	100 grammes.

Trois fois par semaine, injecter dans les muscles fessiers 20 centimètres cubes, lentement, en deux minutes environ. Ni douleur, ni induration.

Indication. — *Syphilis.*.

OPOTHERAPIE, ORGANOTHÉRAPIE, MÉDICATION DE L'INSUFFISANCE GLANDULAIRE OU MÉDICATION GLANDULAIRE.

Principe de la méthode. — C'est à Brown-Séquard

(1869) que remonte la notion scientifique de la sécrétion interne des organes et plus particulièrement des glandes vasculaires sanguines, dont les produits ont reçu de Starling la dénomination de *hormones* (όρμαω, j'excite).

A la suite de la destruction, de l'ablation ou de l'absence congénitale d'une de ces glandes, on comprend que la thérapeutique ait eu recours à l'administration interne de ces mêmes glandes pour suppléer à leur défaut.

Mais il s'en faut que l'absence ou l'insuffisance de la sécrétion glandulaire ne reconnaisse que ces causes.

Il n'y a pas longtemps, on ne voyait guère dans la maladie que la lésion anatomique ; mais petit à petit une autre notion de pathologie s'est fait jour : celle du trouble fonctionnel, plus près de la frontière de la santé que la lésion somatique. On a ainsi reconnu dans beaucoup d'affections des stades prémonitoires ou prélésionnels, la prétuberculose, la présclérose, etc.

Ici encore il y a en perspective comme aboutissant la lésion. Mais on a constitué aussi des syndromes cliniques, dans lesquels le trouble fonctionnel se manifeste pour ainsi dire à l'état de pureté et on a pu distinguer l'hypofonctionnement, l'hyperfonctionnement et le type mixte de l'instabilité, tantôt hypofonction, tantôt hyperfonction avec quelques relais passagers arrêtant la fonction aux environs de la normale.

C'est surtout les glandes diverses, vasculo-sanguines ou autres, qui ont fourni à ce sujet les notions les plus importantes, soit que le trouble fonctionnel constitue toute l'affection en cause, soit (il s'agit surtout d'insuffisance glandulaire) qu'il vienne se greffer sur une maladie primitive, ainsi l'insuffisance surrénale dans la scarlatine ou dans la diphtérie, comme on l'a montré dans ces derniers temps.

On comprend, dans ces conditions, l'importance majeure de dresser le catalogue de tous ces troubles fonctionnels et d'indiquer à quels signes on peut les reconnaître afin d'y porter remède par la *médication glandulaire.*

Nature du médicament. — Les préparations employées dans la médication glandulaire ne diffèrent guère que par la nature même de l'organe ; on peut donc, pour éviter les redites, indiquer une fois pour toutes ces préparations. On ne trouvera aux chapitres spéciaux que celles qui présentent quelques particularités.

Les organes divers sont administrés thérapeutiquement.

1° Soit FRAIS EN NATURE sous forme de *hachis* ; c'est le mode d'administration le plus simple ; mais il suppose la possibilité d'un approvisionnement rapide, car les organes doivent être d'une *fraîcheur absolue.*

Soit sous FORME DE PULPE ; même exigence de fraîcheur.

2° A L'ÉTAT D'EXTRAIT ; en général, c'est le résultat de la trituration d'un hachis ou d'une pulpe, l'un et l'autre également frais, et de sa macération dans de l'eau additionnée de sel dans la proportion physiologique à 7 p. 1000 et d'une petite quantité de glycérine. — Le tout est décanté et soumis à la stérilisation par filtration sur la bougie de porcelaine dégourdie sous pression d'acide carbonique liquide.

L'extrait liquide, logé dans des récipients de verre stérilisés, bien bouchés, conservés à l'abri de la lumière, peut se garder quelque temps (huit à dix jours).

Il est donc d'une conservation plus longue que l'organe frais.

Il a surtout pour but l'injection sous-cutanée, moins pratiquée actuellement.

3° A L'ÉTAT SEC. 1° Desséché à faible température, l'organe frais peut servir à confectionner une *poudre*.

Cette poudre, en *cachets*, en *pilules*, en *comprimés*, permet une conservation bien plus longue. Il faut cependant maintenir ces préparations bien au sec. On ne doit percevoir, en les sentant, aucune trace de mauvaise odeur.

Actuellement, c'est la poudre dont l'emploi s'est le plus généralisé.

Il faut, bien entendu, que la substance active du médicament ne subisse aucun affaiblissement d'action par suite de son passage par le tube digestif, ce qui représente le cas habituel.

2° Pour un certain nombre d'organes, on a pu isoler soit sous forme de corps chimique, soit sous forme d'extraits spéciaux, la *substance active*, qu'on peut présenter de diverses façons, en *com-*

primés, en *pilules*, ou même *à l'état naturel*.

Au fur et à mesure des découvertes, le nombre de ces préparations augmentera petit à petit.

Voilà donc la nature et la forme sous lesquelles on prescrit les préparations glandulaires, quelles qu'elles soient. Aux chapitres spéciaux nous donnerons les doses de chacune.

Il est désirable que les diverses préparations soient comparables, qu'en particulier les extraits liquides et les poudres desséchées correspondent à un même poids de glandes fraîches. Cette unification fait encore défaut.

On ferait donc bien, jusqu'à ce qu'elle soit obtenue, de se reporter toujours à la quantité de glande fraîche correspondant à la préparation employée.

OPOTHÉRAPIE CUTANÉE. EXTRAITS DERMIQUES[1].

Nature du médicament. — Peau de porc ou de cheval en extrait sec.

Dose. — 1 à 2 grammes par jour.

Effets. — Favorise la nutrition et l'assimilation, augmentation du poids.

Indications. — *Troubles de la nutrition*, amaigrissement, *affections cutanées*.

OPOTHÉRAPIE DIGESTIVE.

Opothérapie gastrique.

1° *Suc gastrique naturel*. Gastérine (Frémont); dyspeptine (Hepp) ; porcine (Couder).

---

[1] E.-A.-C. GAUDICHARD, Les extraits dermiques, préparations et formes pharmaceutiques appliquées à l'opothérapie cutanée. Thèse de Bordeaux.

Nature du médicament. — Suc gastrique naturel de chien, à estomac isolé de l'intestin par la suture de l'œsophage au duodénum[1]. Suc gastrique naturel de porc (Hepp), sans fermeture du pylore[2], par implantation de l'œsophage sur le duodénum.

Dose. — 80, 100 à 200 centimètres cubes par repas, au maximum et momentanément, sous peine de fatigue stomacale ; de préférence, deux ou trois cuillerées à bouche ou 25 grammes, ensemble 50 à 75 grammes au fur et à mesure du repas, dans de la citronnade, de la bière, du champagne, de l'eau et du sirop de groseille, du bouillon tiède, mais pas dans un liquide trop chaud ni dans les eaux alcalines.

Chaque cuillerée à soupe de gastérine (Frémont) renferme en moyenne[3] :

Pepsine...................................... 1 gramme.
Acide chlorhydrique organique........... 0^{gr},05

et de plus de la pepsine, des sels de potassium et de sodium et des sels de fer.

Effets. — Dès la troisième ou quatrième dose, diminution de la douleur, activité de la digestion stomacale ou intestinale. De plus, action sédative, apéritive.

Indications. — *Dyspepsies gastriques, embarras*

---

[1] FRÉMONT, Essai sur les applications thérapeutiques du suc gastrique (*Académie de médecine*, 12 mai 1896).

[2] HEPP, L'opothérapie gastrique par le suc gastrique naturel de porc (*Gazette des hôpitaux*, 28 mai 1903).

[3] BARDET, Composition de la gastérine du Dr Frémont (*Bulletin de la Société de thérapeutique*, 28 mai 1900).

gastrique, anorexies, cancer de l'estomac, anémie, tuberculose, grippe gastro-intestinale, colite muco-membraneuse, convalescence.

En résumé, toute *insuffisance fonctionnelle de la sécrétion gastrique.*

2° *Extrait de muqueuse stomacale.*

Mode d'administration. — Soit en nature, en préparant chaque fois la macération nécessaire, soit sous forme d'extrait ou même sec, préparations spécialisées.

Indications. — A peu près *celles du suc gastrique,* principalement lorsqu'il y a désorganisation assez étendue de la muqueuse.

3° *Présure, labferment.*

On l'emploie pour suppléer au manque de présure de l'estomac malade.

Mode de préparation, nature du médicament. — On précipite la présure d'une macération de caillette de veau ; le précipité est lavé et séché.

Dose. — 0 gr. 50, à chaque repas ou à chaque prise de lait. En nature, soit tel quel, soit en cachets ou en dissolution dans l'eau et le lait. Mettre le labferment au fond d'un verre ; ajouter une cuillerée à bouche d'eau, faire dissoudre complètement ; verser le lait, remuer et boire, sans laisser longtemps en contact.

Indications. — *Dyspepsies stomacales ;* troubles *gastro-intestinaux* des jeunes enfants.

Adjuvant *dans le régime lacté* pour favoriser la digestion du lait.

Opothérapie intestinale.

Suc ou extrait intestinal. Entérokinase.

Nature du médicament. — Extrait de la muqueuse intestinale.

On l'associe avec la pancréatine, *pancréatokinase.*

On enferme la préparation dans des capsules de gluten pour qu'elle passe inattaquée dans l'estomac, ou bien on l'administre en granulé.

Dose. — De 20 à 50 centigrammes aux repas, ou aussitôt après.

Indications. — *Dyspepsies diverses, dyspepsies intestinales,* particulièrement *infection gastro-intestinale des nourrissons, constipation.*

Opothérapie hépatique.

1o *Suc hépatique ou extrait hépatique total.*

Nature du médicament. — Extrait de foie.

Dose. — 0 gr. 60 à 1 gr. 50 par jour, en deux ou trois fois dans la journée.

Indications. — *Affections hépatiques diverses, cirrhose, diabète* [1], *hémophilie.*

2o *Glycogène.*

Au lieu d'avoir recours au tissu hépatique dans son intégralité, on extrait le glycogène.

Dose. — 0 gr. 50 à 1 gr. 50 par jour, en deux ou trois fois.

---

[1] GILBERT et CARNOT, *Société de biologie,* 1896.

Indications. — *Affections hépatiques, diabète*[1].

3° *Bile.*

Ce n'est plus le tissu hépatique, mais sa sécrétion, la bile en nature, soit liquide encore, soit concentrée ou même desséchée.

Dose. — 0,30 à 0,50 centigrammes.

Indications. — *Dyspepsies intestinales avec insuffisance hépatique, lientérie, ictère catarrhal.*

Opothérapie pancréatique.

1° *Extrait ou suc pancréatique.*

Nature du médicament. — Greffe sous-cutanée du pancréas, puis injections sous-cutanées d'extrait ; administration d'extrait en tablettes, en nature, en hachis, en sandwich (Combe, de Lausanne).

Doses. — Injections sous-cutanées, une seringue. En hachis, 60 grammes de glande fraîche par jour.

Effets. — Amendement de la polyurie ; parfois la glycosurie diminue, l'appétit augmente, la nutrition s'améliore, le poids du corps s'élève.

On n'obtient pas cependant la guérison absolue, et pour maintenir l'amélioration il faut continuer la médication.

Accidents. — On a noté de la fièvre, des érythèmes.

Indication. — *Diabète maigre.*

2° *Trypsine.*

Au lieu de suc pancréatique total, on a employé

---

[1] Laumonier, *Société de thérapeutique*, 23 décembre 1903.

le principe actif de la digestion des albuminoïdes isolé.

Dose. — 0 gr. 50 par jour, en deux fois, aussitôt après le repas, dans un peu d'eau alcaline, Vichy ou Vals.

Indication. — *Dyspepsies intestinales*.

OPOTHÉRAPIE HYPOPHYSAIRE.

Principe de la méthode. — Vaso-constriction du corps thyroïde [1], vaso-dilatation rénale.

Action modératrice de l'activité de la thyroïde.

Doses. — Poudre totale d'hypophyse de bœuf, 0 gr. 20 en deux fois dans la journée, donc 0 gr. 10 chaque fois.

On peut très bien aller jusqu'à 0 gr. 30 et 0 gr. 50 (Renon [2]), par 0 gr. 10 chaque fois ; en cachets ou délayés dans de l'eau ou du lait.

Effets.

Pouls ralenti. — *Tension* artérielle *augmentée*. — *Appétit* renaissant. — *Sommeil* revenu. — Diurèse.

Mode d'administration et doses. — 1° *Injections sous-cutanées* : 1 à 4 centimètres cubes, deux à trois fois dans la journée.

2° *Poudre* : 0 gr. 05.

Effets. — *Action cardio-vasculaire*.

---

[1] HALLION et CARRION, Sur l'essai expérimental de l'extrait opothérapique d'hypophyse (*Société de thérapeutique*, 13 mars 1907).

[2] Louis RENON et ARMAND-DELILLE, Sur quelques effets opothérapiques de l'hypophyse (*Société de thérapeutique*, 22 janvier 1907).

7.

1º *Pouls* renforcé, ralenti.

2º *Arythmie cardiaque* disparue.

3º *Pression* abaissée, puis élevée.

Sueurs profuses arrêtées.

Sensation de chaleur supprimée.

Asthénie disparue.

Indications. — 1º Directes. — *A*. Tous les cas où l'on veut élever la tension artérielle, ralentir le pouls : *affections cardiaques*[1] en hyposystolie et en asystolie, myocardite, accidents cardio-vasculaires dans la *diphtérie* (voir aussi *Médication surrénale*).

B. Augmenter la diurèse : affections cardiaques, *néphrites*.

C. Combattre les infections[2] : *pneumonie, bronchopneumonie, fièvre typhoïde, pleurésie purulente, méningite cérébro-spinale.*

D. Supprimer les sensations de chaleur, les sueurs profuses : *maladie de Parkinson*[3].

E. Améliorer le sommeil, l'appétit, faire disparaître l'asthénie, *tuberculose* pulmonaire, pleurale, péritonéale.

F. Atténuer certains troubles psychiques.

---

[1] A. Trerotoli, L'extrait du lobe postérieur de l'hypophyse comme tonique du cœur chez les cardiaques et chez les néphritiques (*Revue de la clinique médicale*, 17 août 1907).

[2] Louis Renon et Armand Delille, Opothérapie hypophysaire et maladies toxi-infectieuses (*Société de thérapeutique*, 23 avril 1907).

[3] Parhon et Urechie, Effets de l'opothérapie hypophysaire sur le syndrome de Parkinson *Société de biologie*, 8 novembre 1907).

G. Stimuler la nutrition et le développement.

2° INDIRECTES. — *Hyperthyroïdie, maladie de Base-dow.*

Contre-indications. — Hypertension artérielle, gigantisme, acromégalie.

OPOTHÉRAPIE MAMMAIRE.

Principe de la méthode. — Antagonisme de la glande mammaire et de l'ovaire[1].

Nature du médicament. — Extrait liquide ou desséché de glande mammaire.

Dose. — De 0 gr. 40 à 1 gr. 50 d'extrait liquide ; 1 gramme en 2 cachets de 0 gr. 50 de poudre, soit 1 gr. 50 de glande fraîche.

Effets. — Augmentation de volume des seins, sécrétion plus abondante, régulation de la menstruation.

Indications. — *Agalactie, puberté, fibromes, ménorragies* (Batuaud [2]), *métrorragies.*

OPOTHÉRAPIE NERVEUSE.

Opothérapie cérébrale.

Suc de cerveau. Cérébrine. Transfusion nerveuse (Constantin Paul) ou *médication cérébrale.*

Nature du médicament et préparation. — On l'ex-

---

[1] G. POCHON, Observation d'opothérapie mammaire et ovarienne, antagonisme des deux sécrétions (*Soc. de thérapeutique*, 3 avril 1909).

[2] BATUAUD, *Société médicale de l'Élysée*, 1er mars 1906.

trait habituellement de la substance cérébrale traitée par l'eau et la glycérine.

Mode d'administration. — Voie sous-cutanée.

Lieu d'élection. — Côtés de l'abdomen, flancs, région dorsale, lombes (Constantin Paul), région sous-acromiale, fesse (Ch. Eloy).

Cérébrosine (Page[1]).

Principe de la méthode. — Désintoxiquer les centres nerveux, principalement le cerveau, par les substances actives antitoxiques que fabrique le cerveau.

Nature et mode de préparation. — Cerveaux d'animaux sains et jeunes desséchés à 50°, 60° à l'abri de l'air et de tout germe. Épuiser à l'éther sec. Distiller les liquides éthérés.

Il reste un extrait sous forme de poudre brunâtre et grasse.

Injecter sous forme d'émulsion ou après redissolution dans l'huile stérilisée, dans la proportion de 1 gramme pour 10 centimètres cubes.

Dose. — 2 centimètres cubes pendant dix jours. Repos dix jours, reprendre. Dans les cas graves, 3 centimètres cubes un mois de suite sans arrêt.

Effets. — 1° Relèvement de la tension artérielle de 1 à 4 degrés, au bout d'une heure et demie, d'abord pour quelques heures, puis définitive.

---

[1] Maurice Page (Bellevue), Une antitoxine cérébrale, sa préparation, son action, son mode d'emploi (*Presse médicale*, 21 juillet 1909). — Traitement des maladies nerveuses par un extrait cérébral agissant comme antitoxine (*Académie de médecine*, 18 mars 1909).

2° Relèvement de la force dynamométrique de plusieurs kilogrammes au bout d'une heure.

3° Disparition de l'asthénie.

4° Disparition de la céphalée.

5° Accroissement de l'appétit et augmentation de poids, 2 kilogrammes par semaine.

6° Euphorie.

7° Au début, hyperphosphaturie, légère excitation avec insomnie, puis hypophosphaturie, diminution ou disparition des éthers sulfoconjugués.

8° Raccourcissement de la durée habituelle des maladies traitées.

Action. — L'extrait cérébral agirait comme antitoxique sur les éléments nerveux. Chez la souris, 1 gramme d'extrait cérébral neutralise 12 doses de tétano-toxine.

Indications. — *Affections nerveuses en général*, et plus particulièrement *neurasthénies*, *obsessions-doute*, *névrose d'angoisse*, *mélancolie*, *démence précoce* et affections similaires, *aliénation mentale* avec dépression, *ataxie*, *épilepsie* (Gibier), *neurasthénies* (Ch. Eloy) cérébro-spinale, spinale, génitale, virginale (*chlorose*), de la ménopause, des hystériques, cardiaque, des adolescents, gastrique, sénile, des hypocondriaques ; *anémie*, *aphasie*, *asthénie* ou *débilité des vieillards*.

On a même déterminé les indications particulières de la substance grise et celles de la substance blanche [1].

---

[1] Guiraud, Essai de traitement de l'insuffisance cérébrale par les injections de suc de cerveau. Thèse de Toulouse, 1907.

Opothérapie médullaire.

Transfusion du suc médullaire.

Nature du médicament. — Moelle [Babès (de Bucarest), Constantin Paul] en extrait.

Indications. — *Affections de la moelle.*

OPOTHÉRAPIE OCULAIRE.

Cristallinienne.

Nature du médicament. — Cristallin de bœuf jeune.

Mode d'administration. — Par la bouche.

Dose. — Un à deux cristallins par jour.

Résultats. — Chez la plupart des sujets non traités, l'acuité visuelle est allée en diminuant [1].

Chez tous ceux qui ont été soumis au traitement organothérapique, l'acuité visuelle est allée en augmentant, et l'amélioration s'est maintenue.

Indication. — Menace de *cataracte* [1].

Totale [2].

Nature de la préparation. — Extrait de globe oculaire total ou extrait sec.

Dose. — Extrait sec, 2 à 8 grammes par jour.

Mode d'administration. — Voie digestive.

Indications. — *Fatigue oculaire*, surmenage oculaire.

Contre-indications. — État général grave.

---

[1] ROENER, Traitement prophylactique de la cataracte sénile (*Deutsche med. Wochenschrift*, 1909, n° 7).

[2] SARDOU (Nice), Opothérapie de la fatigue oculaire (*Société de l'internat des hôpitaux de Paris*, 27 février 1908).

OPOTHÉRAPIE OSSEUSE.

Totale.

Nature. — Os en entier, périoste, corps osseux, moelle osseuse d'os frais de bœufs et de veaux traités aussitôt l'animal abattu.

Mode d'administration. — Extrait en tablettes aromatisées au cacao.

Dose. — Deux tablettes par jour de *1 gramme* de substance osseuse totale, une à la fin de chaque repas, jusqu'à 4 et 6 si besoin dans les cas de forte déminéralisation.

Indications. — *Rachitisme, ostéomalacie, retard de la dentition, de la consolidation des fractures, phosphaturie, tuberculose* (voir *Médication recalcifiante*).

Médullaire (moelle osseuse).

Nature du médicament. — Moelle osseuse d'animaux de boucherie jeunes et sains. Extrait liquide à injecter ou tissu en nature.

Dose. — 110 à 150 grammes et plus de moelle de bœuf ou de veau par ingestion stomacale, ou l'équivalent en extrait injectable.

Ou encore une cuillerée à soupe de moelle osseuse de veau ou de jeune bœuf, encore rose, broyée avec trois cuillerées à soupe d'eau, le tout filtré et mélangé au lait (Combe).

Effets. — Augmentation du nombre des hématies (de 1 460 000, 1 860 000 à 4 000 000); proportion de

l'hémoglobine accrue dans le même rapport
(de 28 à 30 p. 100 à 85 p. 100); densité du sang
élevée (de 1038 à 1068); disparition des méga-
locytes.

Outre ces résultats hématologiques, disparition
ou atténuation des symptômes.

Avec les hautes doses, effet purgatif.

Indications. — *Anémie pernicieuse* (Fraser,
d'Edimbourg), *leucémie* et *pseudo-leucémie, rachitisme* avancé (Combe).

OPOTHÉRAPIE OVARIENNE.

Ovaire entier.

Nature de l'agent thérapeutique et préparation.
— Ovaires de femelles d'animaux, en extrait glycériné.

Mode d'administration. — Injection sous-cutanée,
ou poudre sèche.

Dose. — De 1 à 1 cc. et demi par jour pour les
injections, et de 40 centigrammes à 1 gr. 20 de
substance ovarienne desséchée en capsules ou en
pastilles.

Indications. — *Troubles nerveux consécutifs à
l'ovariotomie, à l'hystérectomie,* diverses manifestations de l'*hystérie, troubles de la ménopause, de la
puberté, dysménorrhée, goitre exophtalmique, hémophilie, acromégalie.*

Corps jaunes. Ocréine.

Principe de la méthode. — La sécrétion interne
de l'ovaire provient des seuls corps jaunes (Fraen-

kel et Lambert), d'où la conclusion qu'il y a avantage à s'adresser à ces seuls corps jaunes.

Nature de la préparation et mode d'administration. — L'extrait de corps jaune peut se présenter sous trois formes différentes[1] :

1º Solution d'extrait de corps jaune, isotonique, stérilisée et titrée à 2 centigrammes par centimètre cube pour injections intramusculaires.

2º Solution titrée à 2 centigrammes d'extrait pur par 20 gouttes environ.

3º En poudre, cachets, comprimés dosés à 2 centigrammes.

Dose. — Débuter par des doses faibles, 0 gr. 04 à 0 gr. 05 par jour, augmenter jusqu'à 0 gr. 12, même 0 gr. 16 et 0 gr. 18 vers le troisième jour, maximum qu'on maintient pendant la fin du traitement.

Chez les femmes atteintes de ménopause artificielle, pousser jusqu'à 0 gr. 16 et 0 gr. 18, si besoin.

Durée totale de la médication : 10 à 15 jours, et repos, puis reprendre quand réapparaissent les accidents.

Indications. — 1º Troubles de la menstruation, *règles irrégulières, aménorrhée, dysménorrhée, règles douloureuses.*

2º Troubles vaso-moteurs : *bouffées congestives.*

3º Troubles nerveux divers liés à la *ménopause.*

---

[1] L. Devet, Effets thérapeutiques du corps jaune de l'ovaire, en particulier dans l'hypofonction de la glande ovarienne, la ménopause naturelle, la ménopause post-opératoire. Thèse de Paris, juillet 1907.

4° État général : *lassitude, palpitation, consti-pation.*

OPOTHÉRAPIE PLACENTAIRE.

Suc placentaire.

Doses — Comme galactogène : 60 centigrammes à 1 gr. 80.

Indication. — *Lactation insuffisante,* retour à la lactation.

OPOTHÉRAPIE PROSTATIQUE.

Suc prostatique.

Doses. — 40 centigrammes à 1 gr. 20.

Indication. — A été essayé dans les *affections de la prostate.*

OPOTHÉRAPIE PULMONAIRE.

Suc pulmonaire.

Principe de la méthode. — Fournir au poumon malade la sécrétion interne du parenchyme, voilà le but.

Nature, préparation et administration de l'agent thérapeutique. — Poumons d'animaux sains hachés mélangés avec de la glycérine et eau. Filtrer. Ramener l'extrait au dixième.

Mode d'administration.—Injections sous-cutanées.

Indications. — Affections pulmonaires, *tuberculose* (?), *emphysème,* principalement *suppurations thoraciques* et périthoraciques, ouvertes à l'extérieur ou dans les bronches (Cassaet), pleurésies purulentes, kystes hydatiques, vomiques, abcès pulmonaires[1].

---

[1] ARNOZAN, Contribution à l'étude de l'opothérapie pulmonaire (*Province médicale,* n° 47, 23 novembre 1907, p. 587-592).

OPOTHÉRAPIE RÉNALE.

Néphrine ou *suc rénal, extrait de rein.*

Nature de la préparation. — Rein cru, ou à peine grillé, en aliment, mélangé avec du bouillon tiède.

Néphrine ou extrait de rein en tablettes fraîchement préparé (Dieulafoy) ou extrait obtenu par le procédé ordinaire.

Mode de préparation et doses. — I. En nature. — 1° *Par la bouche.* — Faire macérer quelques heures à 25° à 30°, dans un bouillon de légumes, deux ou trois reins de jeunes porcs de 100 grammes environ, de couleur peu foncée, hachés menu préalablement, soigneusement lavés, puis pulpés au pilon dans un mortier. Filtrer sur un linge (Choupin) ou décanter (Renaut).

Donner tel quel ou mieux mettre en contact avec du suc gastrique artificiel pour détruire les produits toxiques (Carles, de Bordeaux); continuer dix jours de suite.

Voici comment Alb. Robin conseille de faire la préparation :

Reins de porc absolument frais, décortiqués, hachés et lavés rapidement à l'eau distillée. Broyer le hachis au pilon dans un mortier entouré de glace avec 450 centimètres cubes d'eau salée à 7 p. 1000. Après broyage, laisser reposer entouré de glace. Au bout de quatre heures, décanter. Le liquide obtenu représente environ 400 grammes. Prendre en trois doses, une demi-heure avant les repas du matin, de midi et du soir.

On peut modifier la couleur et le goût du liquide par l'addition d'une cuillerée de bouillon concen-. tré, de julienne tiède, ne dépassant pas 38°. Continuer 8 jours.

2° *En lavements*. — Quand l'administration buccale de la macération rénale devient impossible, on peut utiliser la voie rectale.

Technique. — Voici à cet usage la technique indiquée par M. Renaut [1] (de Lyon).

Prendre 3 reins de JEUNES PORCS qu'on vient de sacrifier. Inutile de laver. Hacher menu. Broyer le hachis dans un mortier avec 600 grammes d'eau salée à 6 p. 1000. Laisser macérer 4 heures, entourer de glace. Décanter, passer au linge fin. Mettre ensuite le hachis restant sur ce même linge pour obtenir encore du liquide.

Diviser en 3 lavements. A donner dans la journée.

Porter le liquide profondément avec une sonde et ne la retirer qu'après cessation de toute excitation ano-rectale.

Donner les lavements 3 jours consécutifs, arrêter 3 jours pendant lesquels on emploie des diurétiques ou autres médicaments indiqués (digitaline, strophantus, etc.).

II. EN EXTRAIT. — Mêmes manipulations que pour les autres extraits d'organes : broyage de

---

[1] RENAUT, Opothérapie dans l'imperméabilité rénale de cause brightique (*Bulletin médical*, 19 décembre 1908).

l'organe frais dans l'eau et la glycérine, filtrage à la bougie Chamberland sous pression d'acide carbonique, d'après la méthode de d'Arsonval.

Dessécher dans le vide et confectionner des tablettes.

Doses. — A. *Injections sous-cutanées.* — 1 centimètre cube pour chaque injection, trois fois par jour.

B. *Tablettes.* — 30 centigrammes d'extrait sec 3 fois par jour, au moment des repas.

Effets. — *Chez les sujets sains*, phénomènes peu tranchés : polyurie légère, modification du taux des phosphates et des chlorures. Toutefois, rapport étroit entre ces effets et la néphrine introduite dans l'organisme, car ils cessent en même temps qu'on arrête la médication.

Chez les malades :

1º Diurèse, sauf dans la polyurie de la néphrite interstitielle, l'urine devenant moins copieuse. Donc régulation.

2º Diminution ou cessation de l'albuminurie (40 p. 100) (Schiperovitsch).

3º Relation inversement proportionnelle de la quantité et de la densité de l'urine.

4º Présence fréquente de leucocytes.

5º Disparition des symptômes, anxiété, dyspnée, céphalalgie, prurit.

6º Retour des accidents après un certain temps par la cessation du traitement.

7º Action coagulatrice (Gilbert, Carnot).

Mode d'action. — La rénothérapie agirait comme

un antitoxique, neutraliserait les toxines en circulation dans l'économie.

Indications. — *Néphrites diverses, artériosclérose, affections cardiaques,* compliquées de *congestion rénale,* toutes les insuffisances rénales.

Opothérapie rénale embryonnaire ou néphropoiétique (P. Carnot).

Principe de la méthode. — Utiliser la sécrétion interne du rein, mais, en plus, l'action formatrice des organes en état de développement qui renferment des substances actives provoquant leur croissance (P. Carnot et A. Lelièvre[1]), substance néphropoiétique, agent actif de la régénération de l'organe, se retrouvent et dans le sang circulant et dans le rein en régénérescence abondante et active, principalement dans le rein fœtal.

Nature de la médication. — Reins frais d'animaux nouveau-nés, de préférence fœtus d'animaux.

Préparation, administration. —Même préparation, même mode d'administration que pour les reins d'animaux adultes. Administrés en nature, crus, hachés ou pulpés ou sous forme d'extraits organiques.

Au besoin, poudre sèche d'organe, obtenue par dessiccation à basse température.

---

[1] P. CARNOT et A. LELIÈVRE, Activité néphropoiétique du sang et des reins au cours des régénérations rénales (*Académie des sciences,* 2 avril 1907).

Dose. — La valeur d'un à deux reins entiers.

Mode d'action et effets. — Disparition des albuminuries même intenses, fonction rénale rétablie en 10 à 15 jours. Production d'*hyperplasie régénératrice* du rein.

Indications. — *Néphrites diverses, albuminuries,* albuminuries intermittentes.

OPOTHÉRAPIE SPLÉNIQUE.

Suc splénique.

Principe de la méthode. — Action coagulante de l'extrait de rate.

Nature de l'agent thérapeutique. — Pulpe de rate de bœuf fraîche, en nature ou bien l'extrait [1]. Rate broyée et réduite en extrait glycériné.

Dose. — La valeur de 50 gr. de rate fraîche par jour.

Indications. — *Anémie, anémie pernicieuse, leucémie, pseudo-leucémie, chlorose, rachitisme, splénomégalie paludique, paludisme chronique, sarcome, cancer, tumeurs lymphoïdes* (lymphosarcomes), *tumeurs adénoïdes, hémorragies, hémophilie.*

Voir *Sérothérapie, antisplénomégalique.*

OPOTHÉRAPIE SURRÉNALE.

Extrait de suc surrénal ou médication capsulaire.

Doses. — 1º GLANDES FRAÎCHES. — 1 gr. 50 à 2 gr. pour commencer, monter jusqu'à 5 grammes.

---

[1] M. PAUCOT, L'opothérapie de la rate dans la splénomégalie paludique (*Société médico-chirurgicale du Nord*, 7 février 1907).

2° EXTRAIT SEC. — En cachets de 30 centigrammes ; 3 cachets en vingt-quatre heures pendant 10 à 12 jours, repos 2 à 3 jours et reprendre.

3° ADRÉNALINE ($C^{10}H^{15}AzO^3$) (chlorhydrate) en injection hypodermique. — 1/2 milligramme pour 1 centimètre cube (Souques et Morel).

Débuter par 1 milligramme et 1 milligramme et demi et augmenter jusqu'à 5 à 6 milligrammes, répartis en 5 ou 6 doses espacées dans les vingt-quatre heures.

Effets. — Modification de l'état général, relèvement des forces, mais surtout *vaso-constriction hémostatique* et hypertensive, diminution et cessation des phénomènes d'intoxication [1].

Indications. — *Maladie d'Addison, diabète, incontinence d'urine* (G. Zanoni, de Milan), *goitre exophtalmique* (Crary, Simonini, de Modène), *coqueluche, rachitisme, ostéomalacie* [2], *collapsus cardiaque* par *rachicocaïnisation* [3].

-----

[1] E. SERGENT, Diagnostic et traitement de l'insuffisance surrénale (*Presse médicale*, 10 juillet 1909).

[2] L.-M. BOSSI, L'extrait surrénal dans la prophylaxie des déformations du bassin chez les rachitiques (*Policlinico*, 1907, fasc. 34). — M.-D. TANTURRI, Nouveaux cas d'ostéomalacie guéris par les injections sous-cutanées d'adrénaline (*Gazetta degli ospedali*, 7 juillet 1907). — LÉON BERNARD, Guérison d'un cas d'ostéomalacie par des injections d'adrénaline (*Association française pour l'avancement des sciences*, XXXVIII° Congrès, Lille, 27 août 1909).

[3] KOTHE, Action tonique de l'extrait de capsule surrénale en cas de collapsus cardiaque (*Centralbl. f. Chir.*, n° 33, 1907).

On a décelé l'*insuffisance surrénale* dans la *scarlatine* (Hutinel), dans la *diphtérie*[1].

Vomissements incoercibles[2].

L'*adrénaline* se prescrit dans les *hémorragies*, les *hémorroïdes*, les *hémoptysies*, l'*hémophilie* et toutes les *congestions* d'organes : œil, larynx.

OPOTHÉRAPIE TESTICULAIRE.

Séquardine, extrait testiculaire[3].

Nature de l'agent médicamenteux et mode de préparation. — Testicules gorgés de sang du bélier ou du taureau, ainsi que d'autres gros animaux fraîchement abattus. Nettoyage et section en tranches, macération des rondelles d'organes dans la glycérine neutre à 30°.

Mode d'administration et technique. — Par la *voie rectale, lavements, injections sous-cutanées,* diluées à moitié, sous peine de provoquer la douleur.

Dose. — Chaque injection sera au minimum de *1/2 centimètre cube,* au maximum de *3 centimètres cubes* de l'extrait normal, compté non dilué.

Chaque jour de une à six injections.

En cas d'impossibilité, administrer deux fois par semaine une dose de 4 à 8 centimètres cubes du suc testiculaire.

---

[1] Martin et H. Darié, Insuffisance surrénale au cours d'une diphtérie grave. Guérison (*Société médicale des hôpitaux,* 7 mai 1909).

[2] T. Silvestri, Essai de traitement des vomissements incoercibles de la grossesse par l'opothérapie surrénale (*Gazetta degli ospedali,* 10 janvier 1909).

[3] Ch. Éloy, La méthode de Brown-Séquard (J.-B. Baillière, édit.).

Durée du traitement : pas moins de trois semaines consécutives ; interrompre momentanément, puis reprendre.

Mode d'action. — Accroissement de la vitalité et rétablissement des fonctions importantes.

Effets. — *A.* Locaux. — *Douleur* variable, *rougeur* avec *chaleur* de la peau.

B. Généraux. — 1° *Système nerveux.* — On peut les résumer (Ch. Eloy) : *excitation, stimulation,* tonification de toutes les fonctions psychiques et organiques du cerveau, de la moelle et du grand sympathique. Du côté du cerveau, accroissement des *facultés intellectuelles,* de la *sensibilité,* de la *motilité*; du côté de la moelle, renforcement des réflexes, en particulier dans la sphère des réservoirs, *défécation, miction, fonction génitale.*

2° *Système musculaire.* — Même augmentation de la force, constatée au dynamomètre.

3° *Sécrétions, circulation, température, nutrition, sang,* tendance à la normale.

En somme, *médicament dynamogène.*

Inconvénients. — Lymphangites, abcès, phlegmons avec des liquides mal préparés.

Avec les lavements, irritation rectale (l'extrait n'est pas assez dilué).

Indications. — *Anémie simple* ou *post-hémorragique, aliénation mentale,* surtout avec stupeur; *ataxie locomotrice, sclérose de la moelle* en plaques, des cordons latéraux ou antérieurs, diffuse; *cachexies* de causes diverses, cancéreuse, tuberculeuse, palustre ; *chorée, débilité sénile, diabète sucré et polyurie simple, fibromes utérins, goitre exophtalmique, gangrène pulmonaire, hystérie, incontinence nocturne d'urine, maladie d'Addison, maladies du cœur, artériosclérose,* sclérose cardiaque ; *maladies* du *foie,* de l'*estomac,* de l'*intestin,* de l'*utérus,* du *rein, albuminuries* diverses, *neurasthénie, névralgies, névrite optique, paralysie agitante, paralysie générale, paralysie d'origine variée, paralysie pseudohypertrophique, rhumatisme, sénescence.*

Contre-indications. — *Décrépitude incurable,* certaines formes d'*aliénation mentale* et tous les cas particuliers où la déchéance est trop profonde, dans l'*épilepsie avec idiotie, gâtisme, porencéphalie,* etc.

OPOTHÉRAPIE THYMIQUE.

Extrait ou suc thymique.

Nature du médicament. — Thymus de veau ou celui de jeune mouton.

Modes d'administration. — 1° Cru, en hachis.
2° Extrait, comme les autres viscères.
3° Desséché, en poudre.

Doses. — Poudre, 1 à 4 grammes trois à quatre fois dans la journée.

Effets. — Modifications de la nutrition ; poids diminué chez quelques sujets ; chez d'autres, effets peu marqués (Taty et Guérin, de Lyon).

Indications. — *Goitre exophtalmique, cancers* inopérables [1].

_____

[1] F. GUYER, *Annals of surgery,* juin 1907.

OPOTHÉRAPIE THYROIDIENNE.

Extrait ou suc thyroïdien.

Nature de l'agent thérapeutique. — 1° Corps thyroïde de mouton en nature.

2° Extrait glycériné.

3° Poudre sèche.

4° Principes actifs.

Doses. — 1° EN NATURE. — Un lobe tous les quatre jours suffirait, 10 gr. par semaine (Bruns) ; au-dessus de cette dose, symptômes d'intolérance, élévation de la température à 38°, pouls à 100 ou 112 ; diurèse abondante, céphalalgie, courbature dans les jambes, un peu d'insomnie (P. Marie).

Un lobe tous les jours pendant trois ou quatre jours, puis un lobe tous les trois, quatre ou cinq jours, suivant l'état général. En cas de réaction vive, suspendre pendant quinze jours ou trois semaines, puis reprendre (P. Marie).

Chez l'enfant, 20 centigrammes de corps thyroïde de mouton, légèrement cuit au beurre, écrasé dans du lait. Par semaine, jusqu'à 5 grammes (Brun, Lebreton, Vaquez).

Continuer pendant très longtemps, avec des intervalles d'arrêt.

2° EXTRAIT GLYCÉRINÉ.

3° POUDRE SÈCHE. — De 0 gr. 025 milligrammes à 3 gr. 25 centigrammes.

Il y aurait avantage, soit au début, pour tâter la susceptibilité individuelle, soit même en cours de traitement, de ne prescrire que de petites doses[1],

---

[1] LÉOPOLD LÉVI et H. DE ROTHSCHILD, Les petites doses en

soit 0gr.025 milligrammes de poudre totale desséchée correspondant à 0,125 de glande fraîche.

En tout cas, ne jamais maintenir les hautes doses sans *arrêter un jour ou deux la médication*, ou revenir au moins à la dose faible.

4° Principes actifs. — *Thyroéidine* (Wermerhen).

Dose. — 10 à 30 centigrammes, soit dans une potion gommeuse, soit en poudre, en cachets ou même en pilules. Ne pas faire les préparations longtemps à l'avance.

Thyrénine (Gremy). — **Dose**. — En pilules ou en comprimés, de 1 à 6 de 0,02 centigrammes, de thyrénine.

Effets. — Réveil des facultés intellectuelles.

Augmentation de la force musculaire, meilleure utilisation des mouvements.

Amélioration du côté de la défécation, de la menstruation, de l'urination.

Disparition des bourrelets myxœdémateux, des œdèmes, perte de poids, parfois jusqu'à 17 kilogrammes.

Croissance.

Pousse des cheveux et leur noircissement, pousse de la queue des sourcils (signe du sourcil).

Rajeunissement [1].

---

thérapeutique thyroïdienne (*Société de thérapeutique*, 9 décembre 1908).

[1] Léopold Lévi, Corps thyroïde et sénilité (*Société de médecine de Paris*, 29 mai 1909).

8.

Accidents. — Céphalalgie, anorexie, douleurs dans les membres, parfois symptômes cardiaques, sternalgie, syncope, cyanose, accélération ou ralentissement du pouls, accès convulsifs, surtout avec des doses élevées et répétées, mort par syncope (Ballet et Enriquez, Béclère).

Surveiller le pouls (Béclère), surtout son augmentation de fréquence, plus encore peut-être sa mobilité, son instabilité, sous l'influence du moindre effort. En ce cas, cesser le traitement et prescrire le séjour au lit, au moins le repos à la chambre ; éviter tout effort, tout mouvement capable d'augmenter brusquement le travail du cœur.

Effets cumulatifs.

Le principe toxique paraît représenté par un lipoïde soluble dans l'éther, insoluble dans l'acétone [1].

Indications. — *Myxœdème*, toutes les insuffisances thyroïdiennes soit organiques, soit fonctionnelles.

Goitre kystique ou parenchymateux, *sclérose, sarcome, cancer* du corps thyroïde.

Goitre exophtalmique (Eulenbourg). Voir *Sérum et lait antithyroïdien*. Accidents de la *ménopause* (tachycardie, faiblesses, bouffées de chaleur, etc.). *Obésité* [2].

---

[1] CHAMAGNE, Quelques considérations sur la toxicité des produits employés en opothérapie et en particulier sur la thyroïde (*XVI* Congrès international de médecine, Buda-Pest, 27 août 1909).

[2] VON KUTSCHERA, Sur l'accroissement de la taille à la suite du traitement thyroïdien dans le crétinisme endémique (*Société suisse de neurologie*, 13-14 mars 1909).

Lupus, eczéma, urticaire, prurits, tuberculose viscérale, lèpre, cancer, ichtyose, sclérodermie pigmentaire, psoriasis, asphyxie locale des extrémités (maladie de Raynaud).

Insuffisance thyroïdienne, *hypothyroïdie.*

Fausses couches récidivantes (donner le corps thyroïde dès le début de la grossesse), *lactation insuffisante, involution utérine affaiblie* (Hertoghe [1]).

Rhumatismes articulaires aigus [2], *neuro-arthritisme* [3], *rhumatisme chronique, acromégalie, asthme des foins* [4], troubles intestinaux, *constipation, diarrhée* [5], *hémophilie.*

Opothérapie parathyroïdienne.

Nature et mode de préparation. — 1° Capsules.

2° Injections hypodermiques.

Doses. — 1° En capsules. — 3 à 5 par jour. Prolonger le traitement assez longtemps, six semaines par exemple.

2° En injections hypodermiques. — 1/2 centimètre cube par jour. Ne pas injecter dans les veines, par crainte de thrombose.

---

[1] Hertoghe, Nouvelles recherches sur les insuffisances thyroïdiennes (*Académie royale de Belgique*, 23 mars 1907).

[2] Vincent, Absence de réaction thyroïdienne dans certains cas de rhumatisme grave. Action bienfaisante de l'opothérapie thyroïdienne (*Société médicale des hôpitaux*, 26 avril 1907).

[3] Léopold Lévi et H. de Rothschild, Corps thyroïde et neuro-arthritisme (*Société de biologie*, 25 mars 1907).

[4] Pottier, Traitement de l'asthme des foins par la médication thyroïdienne (*Société médicale de l'Élysée*, 4 mars 1907).

[5] Lévi et H. de Rothschild, Constipation et hypothyroïdie *Société de biologie*, 13 avril 1907).

Injections un peu douloureuses.

Résultats. — Diminution de la rigidité, des douleurs et de la salivation.

Tremblement moins intense ou cessé.

Amélioration du manque de repos et de l'insomnie.

Chez les malades de date récente, réaction plus rapide et plus complète (Berkeley [1]).

Indications. — *Paralysie agitante, athrepsie* [2].

OPOTHÉRAPIE ASSOCIÉE [3].

1. *Thyroïdienne et ovarienne.*

Dose. — 0 gr. 20 de poudre totale de thyroïde associée à 0 gr. 40 de poudre totale d'ovaire.

Indications. — *Acromégalie.*

2. *Hypophysaire et ovarienne.*

Indications. — *Myasthénie* bulbaire et autres.

3. *Opothérapie associée anticancéreuse* [4].

Nature du médicament. — Extrait polyorganique de foie, de rate et de pancréas.

Mode d'action. — Pas de guérison des cancéreux

---

[1] M. BERKELEY, L'opothérapie parathyroïdienne contre la paralysie agitante (analyse in *Semaine médicale*, n° 51, 18 décembre 1907).

[2] R.-L. THOMPSON, Atrophie des parathyroïdes et lésions des autres glandes dans l'athrepsie (*Amer. Journ. of the Med. Sc.*, octobre 1907).

[3] L. RENON et A.-DELILLE, De l'utilité d'associer les médications opothérapiques (*Société de thérapeutique*, juin 1907). — H. CLAUDE et H. GOUGEROT, Sur l'insuffisance simultanée de plusieurs glandes à sécrétion interne, insuffisance pluriglandulaire (*Société de biologie*, 28 décembre 1907).

[4] BILLARD (Clermont-Ferrand), Opothérapie anticancéreuse *Centre médical*, 1er avril 1909).

proprement dit, mais amélioration de l'état général de manière à permettre des interventions chirurgicales ou autres.

Effets. — 1° Relèvement du poids et du taux de l'urée chez les malades cachectisés.

2° Parfois amélioration locale.

D'une façon constante, augmentation des forces et presque toujours diminution ou disparition de la douleur.

Indications. — *Cancers* en général.

OPOTHÉRAPIE INDIRECTE [1].

Tandis qu'il agit directement pour remplacer la sécrétion de l'organe dont il est tiré, chaque extrait possède une action indirecte sur d'autres glandes.

Ainsi : L'*extrait ovarien* est *vaso-dilatateur de la thyroïde* (Hallion) et partant un excitant de la fonction thyroïdienne (Renon). L'*extrait hypophysaire* total ou postérieur est *vaso-constricteur* de ce même *corps thyroïde* (Carrion et Hallion) et atténue la fonction.

Ce même extrait *stimule la fonction surrénale* (Renon).

RACHIDIENNES (MÉDICATIONS).

Au lieu d'utiliser la voie buccale, la rectale, la sous-cutanée, l'intramusculaire ou l'intraveineuse, on a recours à l'introduction directe par le rachis, soit en dehors de la cavité par injections épidurales,

---

[1] Louis RENON et ARMAND-DELILLE, L'opothérapie indirecte (*Société de biologie*, 16 février 1909).

soit par ponctions ou injections intrarachidiennes.

1° **Médication épidurale**.

Principe de la méthode. — On pense obtenir des résultats analogues en déposant le médicament seulement au-dessus de la dure-mère, en dehors, qu'en l'introduisant dans la cavité arachnoïdienne.

Technique de la ponction du canal sacré. — Ins-

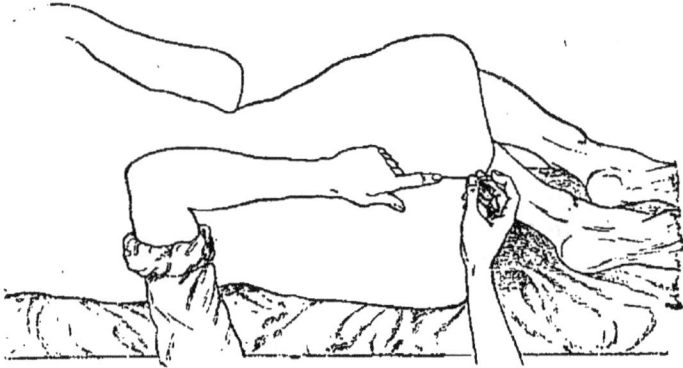

Fig. 5. — Position pour injection épidurale (Cathelin).

TRUMENTATION. — 1° *Aiguille*. — Longueur, 0^m,06 ; Largeur, 7/10e de millimètre de diamètre ;

Biseau, 3 millimètres (biseau long pour piquer mieux).

2° *Seringue*. — Modèle quelconque, mais parfaitement stérilisable.

Contenance : 5 à 30 ou 40 centimètres cubes, selon les cas, ou bien seringue à double effet (Strauss, de Bremen), qui permet d'injecter sans retirer l'aiguille.

MANUEL OPÉRATOIRE. — 1° *Position du malade*. —

Position choisie de sorte que *la membrane obturatrice sacrée postéro-inférieure soit tendue.*

Position génu-pectorale, ou position inclinée

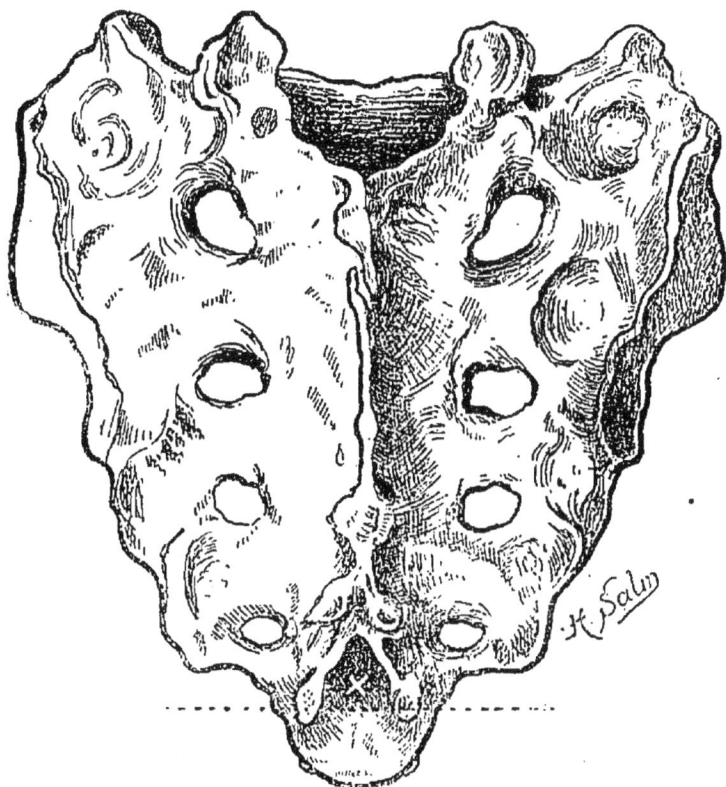

Fig. 6. — Points de repère pour les injections épidurales
(Cathelin).

à 45°, ou seulement *décubitus latéral*, en inclinaison abdominale sur le plan du lit (en chien de fusil (fig. 5) et du côté douloureux.

2° *Points de repère*. — Au nombre de trois deux constants : les *cinquièmes tubercules sacrés*

postéro-internes (et non les cornes du sacrum) ;
un inconstant, *sommet de la dernière apophyse
épineuse sacrée*, située entre les deux premiers et
au-dessus.

L'ensemble de ces trois points dessine une ligne
brisée, ouverte en bas, en forme de ⊓ ou de ⋀,
triangle qui mesure environ 1 centimètre de largeur sur 2 de hauteur, et qui représente l'*ouverture postéro-inférieure* du canal sacré.

3° Lieu d'élection de la ponction. — Ni trop
haut, ni trop bas ; mais vers *le sommet du V ou de
l'U sacré, à peu près au milieu et un peu au-dessus
de la ligne qui réunit ce sommet à la ligne transversale
bi-tuberculeuse, reliant les quatre tubercules sacrés
postéro-inférieurs* (fig. 6).

On conduira donc l'aiguille *sous la pulpe de
l'index gauche placé au sommet du triangle.*

Ponction (fig. 7 et 8). — Trois temps :

1er temps : Tenir l'aiguille légèrement oblique à
20° ; perforation du ligament (sensation de membrane perforée tendue comme une peau de tam-
bour).

2° temps : Relever l'aiguille, en abaissant le pavillon
dans la région du canal sacré.

3e temps : Pousser droit dans le plan médian,
dans la direction du canal sacré, *sans jamais forcer*,
toute la longueur de l'aiguille.

Parfois l'aiguille bute à 2 ou 3 centimètres, sur
une saillie osseuse de la troisième vertèbre sacrée
(fig. 8) ; dans ce cas : retirer l'aiguille de quelques
millimètres, appuyer fortement sur elle avec la

pulpe de l'index gauche, au niveau du ligament et pousser doucement de l'index droit.

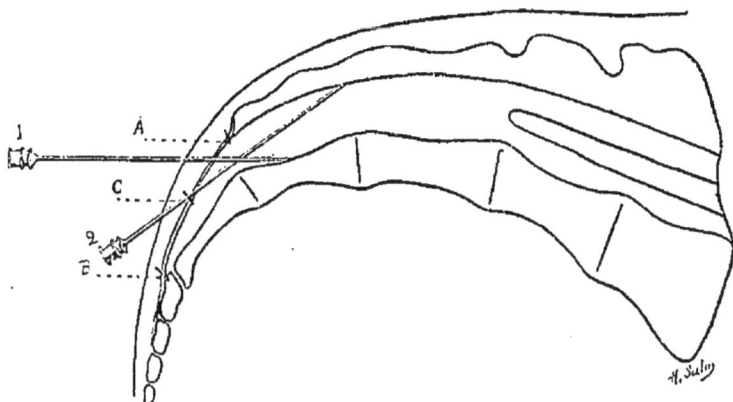

Fig. 7. — Mauvaise direction de l'aiguille (Cathelin)

Chez l'enfant, même facilité ; triangle osseux plus haut. Ne pénétrer qu'à 4 centimètres de

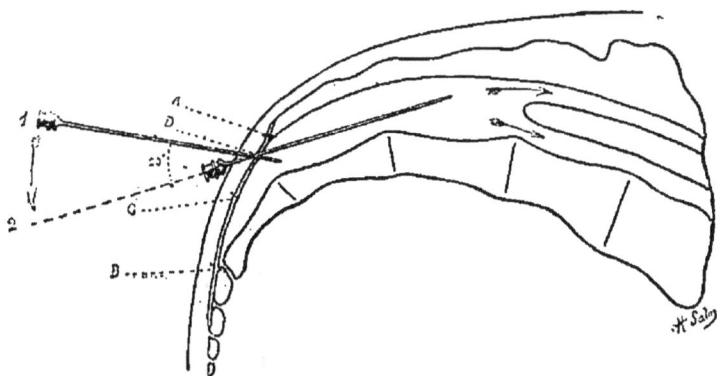

Fig. 8. — Bonne direction de l'aiguille (Cathelin).

profondeur seulement ; au besoin, insensibilisation locale par une injection de 1 centigramme de cocaïne (Marqués, de Rennes).

Injection. — L'injection doit se faire lentement.

Solution injectée. — *Anesthésiques* :

N° 1.   Chlorhydrate de cocaïne..........   1 gramme.
        Eau distillée stérilisée...........   100 grammes.

Solution à employer toujours bien stérile, dans un flacon non en vidange.

La dose est de 1 à 4 centimètres cubes, selon les cas.

N° 2. Huile cocaïnée (Brissaud).

N° 3.   Gaïacol cristallisé................   6 grammes.
      Orthoforme.....................   0^{gr},50 centigr.
      Acide benzoïque.................   8^{gr},365   —
      Huile d'amandes douces stérilisée
        à 120°............. Q. S. pour   60 cent. cubes.
                            (Colleville, de Reims.)

Au besoin :

Chloral.....................................   2 p. 100
Bromure   4   —
Eucaïne (Legueu).........................   1   —
Antipyrine (Albarran).....................   5   —
Alcool camphré...........................   en nature
Aconitine..................................   0,1 p. 100
Sulfate d'atropine........................   1   —
Acoïne   1   —
Dionine....................................   2   —

Autres médicaments. — Sels de mercure, cyanure, benzoate.

Solution saline. — Sérum artificiel ou solution de chlorure de sodium à 7 gr. 50 pour 1 000.

Dose. — De 5 à 30 centimètres cubes, selon les cas.

Mode d'action. — Avec le sérum, surtout *action mécanique*, par le choc produit sur les dernières racines médullaires avec répercussion sur les centres médullaires correspondants : ano-spinal, vésico-spinal, génito-spinal, d'où *inhibition*.

Avec les substances médicamenteuses, en plus *action propre au médicament*, dont l'injection dans l'espace épidural favorise l'absorption.

Indications. — 1º *Crises douloureuses*, avec l'emploi d'analgésiques, cocaïne ou autres : *sciatique, névralgies lombaires, lumbago, arthralgies inflammatoires* ou *tabétiques, névralgie intercostale, zona, viscéralgies abdominales simples* ou *tabétiques, colique saturnine céphalée syphilitique.*

Affections douloureuses des organes génito-urinaires : cystites blennorragiques, tuberculeuses, urétrites, carcinomes prostatiques et *pelviens.*

2º *Parésies génito-urinaires*, avec l'emploi de solution saline seule ; *incontinence d'urine*, incontinence nocturne infantile, incontinence nocturne et diurne infantile, incontinence par obstacle mécanique ; fausses incontinences d'urine : *polliakiurie* psychopathique et envies impérieuses, *pollutions nocturnes, impuissance*, chez les *faux urinaires.*

3º *Mal de Pott* (Mauclaire), injections d'huile iodoformée.

4º *Myélite syphilitique* (Cathelin ; Schachmann, de Bucarest).

2º **Rachicentèse ou ponction lombaire.**

Principe de la méthode. — Ici on pénètre dans la cavité rachidienne même ; on ne reste pas en dehors, comme dans l'injection épidurale, mais on n'injecte aucun liquide, ou, du moins, on peut arrêter là l'intervention thérapeutique.

On a pour but de retirer une certaine quantité de liquide céphalo-rachidien dans une idée de traitement.

Mode d'administration, technique. — 1o *Asepsie* de la peau de la région; savonnage, lavage à l'eau et à l'éther ou à l'alcool.

2o *Anesthésie locale* au chlorure d'éthyle. Faire deux applications successives, laisser la peau revenir normale.

3o *Instrumentation.* — Aiguille stérilisée à mandrin de 7 à 8 centimètres de longueur, en platine iridié, à biseau court et très piquant, de 1 millimètre de diamètre extérieur ou de préférence de 8 à 9 dixièmes de millimètre seulement pour réduire la piqûre (Minet et Levaix).

Comme mandrin, un simple fil d'argent, fort, qu'on ne fait pas dépasser le biseau.

Avant toute ponction lombaire, *laisser les malades au lit durant vingt-quatre heures* (Minet et Levaix).

Manuel opératoire. — *Position.* — Sujet assis, le dos courbé, immobile, ou décubitus latéral, tête non soulevée, souvent dé préférence (Minet et Levaix).

Lieu d'élection. — Point *immédiatement au-dessus et un peu en dehors du bord supérieur de l'apophyse épineuse de la 4e vertèbre lombaire.*

On peut aussi, comme Chipault, opérer la ponction lombo-sacrée entre la 5e lombaire et la 1re sacrée.

1° Chercher avec le doigt le petit tubercule situé à la partie supérieure de la pointe de cette apophyse.

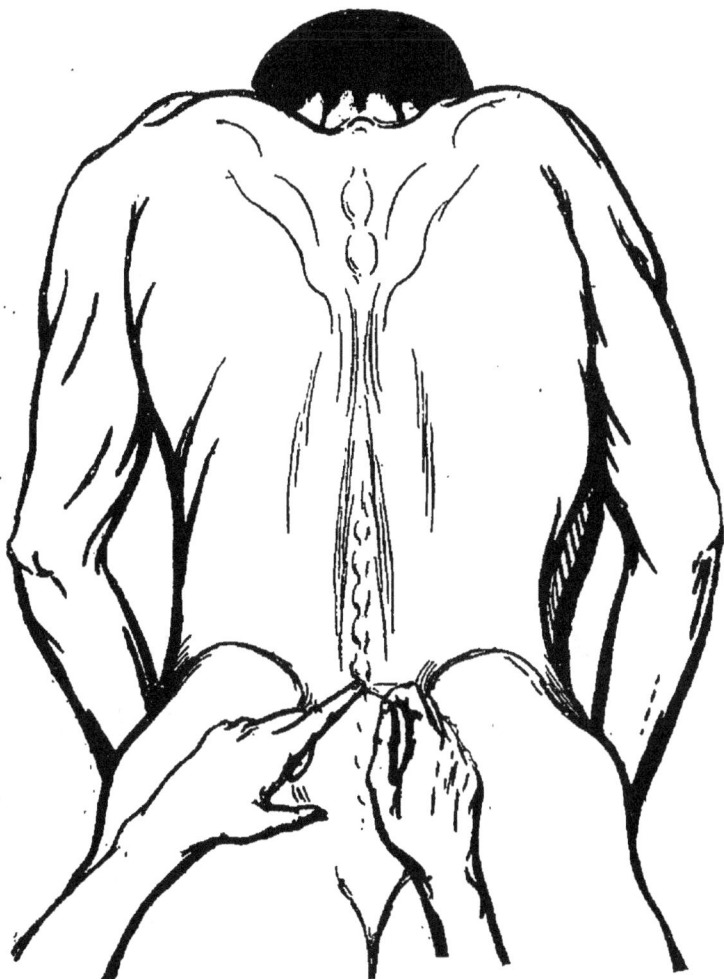

Fig. 9. — Ponction lombaire.

Une ligne transversale, tangente aux sommets des crêtes iliaques, coupe l'apophyse de la 4ᵉ vertèbre lombaire. Avec l'index gauche, suivre la crête de cette apophyse jusqu'à son angle inférieur ; l'espace intervertébral entre la 4ᵉ et la 5ᵉ lombaire se trouve immédiatement au-dessous.

2º Se placer à gauche du sujet, en laissant l'index gauche en place. De la main droite, saisir l'aiguille comme une plume à écrire ; commander au malade de ne pas se redresser. Glisser l'aiguille le long du bord du doigt, c'est-à-dire à 1/2 ou à 1 centimètre de la ligne médiane, perpendiculairement à la peau.

3º Premier point d'arrêt au milieu du ligament jaune, enfoncer alors de 2 à 3 millimètres.

Chez un sujet adulte maigre, la profondeur totale mesure 5 centimètres et demi (Waquet [1]).

4º Retirer le mandrin. Il doit couler du liquide ; sinon, réintroduire le mandrin, mais *ne pas pousser davantage.*

Ne pas aspirer.

5º Laisser couler la quantité voulue.

Après toute ponction lombaire, *laisser les malades au lit, dans le décubitus dorsal, la tête également non surélevée, pendant quarante-huit heures* (Minet et Levaix).

Doses. — Retirer quelques centimètres cubes, 4 à 5 et jusqu'à 15, même 100 grammes. Répéter au besoin tous les trois jours, tous les jours, même quantité.

4 à 8 centimètres cubes seulement, par crainte d'accidents (Minet et Levaix).

---

[1] WAQUET (de Lorient), La ponction lombaire (*Journal des praticiens*, 17 avril 1909).

Résultats. — A la suite de la ponction lombaire, on constate la diminution ou la disparition des symptômes douloureux, céphalée, ou des autres symptômes encéphalo-médullaires, vertiges, spasmes, signe de Kernig, coma.

Du côté du liquide céphalo-rachidien, on assiste à des modifications profondes : 1° la tension intra-rachidienne, lorsque la maladie doit s'acheminer vers la guérison, diminue plus ou moins de ponction à ponction ; s'échappant en jet au début, elle en vient à ne plus couler que goutte à goutte, indice que sa production exagérée s'est enrayée.

2° La nature même de ce liquide céphalo-rachidien, dans les cas de méningites, en particulier, change de ponction en ponction. Quelquefois plus ou moins franchement purulent au début, chargé de polynucléaires, le liquide s'éclaircit, cesse d'être albumineux, et les polynucléaires se raréfient jusqu'à disparaître. Le nombre des méningo-coques diminue, puis tout microorganisme dis-paraît.

La ponction lombaire fait à la fois office d'agent de traitement et de signe pronostique.

Indications. — *Ataxie, céphalée syphilitique, méningites*, ponctions répétées associées aux bains chauds, aux injections de sérum (A. Netter), *myélite, paralysie agitante, sciatique, vertige auriculaire* (Babinski), *tétanie, éclampsie* (Audebert et Four-nier [1]), *coqueluche*, dans les accès éclamptiques

---

[1] AUDEBERT et FOURNIER, Traitement des convulsions éclamp-tiques par la ponction lombaire (*Société d'obstétrique, de gyné-cologie et de pédiatrie*, 15 avril 1907). .

(Bartolotti, Eckert[1]) qui résultent d'œdème cérébral.

Dose. — 5 à 15 centimètres cubes selon l'âge, suivie d'affusions froides pour sortir l'enfant de son état comateux.

Amaurose[2] et tous les symptômes d'hypertension du liquide céphalo-rachidien.

Contre-indication. — *Tumeur cérébrale.*

1º Chez tout malade soupçonné de néoplasie cérébrale, chez lequel les troubles fonctionnels, céphalée, nausées, vertiges, s'exagèrent notablement par le décubitus horizontal (Sicard).

2º Chez tout malade soupçonné de néoplasie cérébrale, chez lequel les troubles fonctionnels ne sont pas trop accentués, ou cèdent à une thérapeutique palliative. Ne pratiquer la ponction que dans les cas où ces troubles, ne cédant à aucun traitement symptomatique, rendent véritablement intolérable la vie du malade.

Au cas de néoplasie cérébrale avérée, ces principes seront encore plus strictement appliqués :

1º Avant la ponction, repos horizontal au lit, la tète non surélevée, pendant quarante-huit heures.

2º Ne ponctionner qu'en décubitus latéral, la tète légèrement* abaissée, dans une sorte de position à la Trendelenburg, que l'on obtient

---

[1] ECKERT, La ponction lombaire contre l'éclampsie dans la coqueluche (*Münchner med. Wochenschrift*, 3 août 1909).

[2] F. WIDAL, E. JOLTRAIN et A. WEIL, Amaurose subite au cours d'une fièvre typhoïde. OEdème de la papille. Hypertension du liquide céphalo-rachidien. Guérison rapide après ponction lombaire (*Société médicale des hôpitaux*, juillet 1909).

facilement à l'aide de supports glissés sous les pieds antérieurs du lit.

3° Après la ponction, garder cette position, avec tête légèrement plus basse, durant douze ou vingt-quatre heures ; puis, repos horizontal absolu, toujours au lit, durant quarante-huit heures, la tête non surélevée (J. Minet et F. Levaix [1]).

3° Ponction sphénoïdale.

Au lieu de ponctionner à la région sacrée, tout en bas, on a proposé [2] de faire l'opération tout en haut, au crâne, à la fente sphénoïdale (fig. 10).

Cette méthode :

1° Permet d'agir directement sur les méninges de la base ;

2° Facilite l'action combinée sur la masse du liquide céphalo-rachidien en association avec la ponction lombaire.

Technique. — POINT D'ÉLECTION. — Extrémité effilée de la fente sphénoïdale dans sa partie la plus externe (fig. 10).

INSTRUMENT. — Canule ordinaire, avec trocart mousse.

OPÉRATION. — *1er temps*. — Ponctionner la peau avec le trocart effilé le long de l'arcade sourcilière, en un point situé à *quelques millimètres en dehors de l'encoche sus-orbitaire*, à 1 centimètre au-

---

[1] JEAN MINET et F. LEVAIX, La mort suite de ponction lombaire (*Écho médical du Nord*, 1909).

[2] BÉRIEL, La ponction des espaces sous-arachnoïdiens cérébraux par la fente sphénoïdale (*Lyon chirurgical*, 1er août 1909).

dessus de la saillie externe de l'apophyse montante
de l'os malaire.

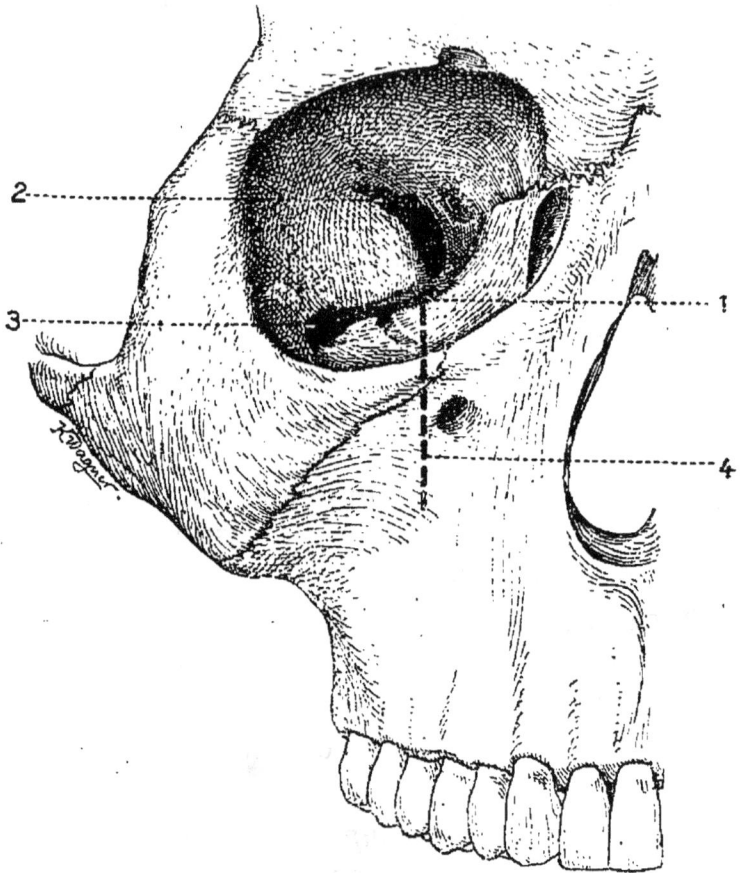

Fig. 10. — Région orbitaire.

1, trou grand rond; 2, fente sphénoïdale; 3, fente sphéno-
maxillaire; 4, projection sur le plan de la figure de la fente
ptérygo-maxillaire invisible.

2ᵉ *temps.* — Remplacer le trocart effilé par le
mousse, enfoncer vers le haut en sentant de temps
en temps le contact de l'os.

Au niveau de la fente sphénoïdale, s'assurer qu'on est bien à la partie la plus externe, et pour cela porter le trocart en dehors.

3° Enfoncer de quelques millimètres. On sent la résistance de la membrane fibreuse. Le liquide coule dès qu'on retire le trocart.

4° Après ponction, retirer rapidement la canule.

Accidents.—Blessure des rameaux nerveux frontal ou lacrymal, du toit de l'orbite, ouverture du sinus veineux sphénoïdal, hémorragie orbitaire.

Indications spéciales. — *Méningites, hydrocéphalie.*

4° **Drainage.**

Principe de la méthode. — De même qu'après incision et section des ligaments jaunes, de la dure-mère, ouverture de la cavité sous-arachnoïdienne (méningotomie), on a parfois placé un drain[1], on peut faire une ponction en laissant à demeure une canule[2].

Instrumentation et technique. — A. PIÈCES DE PONCTION. — Canule lombaire de 7 centimètres et demi pour les enfants et de 12 centimètres et demi pour les adultes, munie d'un introducteur se vissant sur un manche-étui.

B. PIÈCES DE FIXATION. — 1° Plaque de fixation

---

[1] WICART, Le drainage lombaire du liquide céphalo-rachidien en état d'infection (*Le Médecin praticien*, t. V, n° 28, 13 juillet 1909, p. 437).

[2] G. LEFILATRE et G. ROSENTHAL, Le drainage lombaire du liquide céphalo-rachidien. Sa technique (*Société de l'internat des hôpitaux de Paris*, 23 avril 1909). — Indications générales (*Société de médecine de Paris*, 11 juin 1909. *Bulletin* du 26 juin 1909).

avec deux œillets latéraux, et portant au centre une ouverture avec pas de vis qui laisse passer la canule.

2° Un écrou de serrage fixe la canule sur la plaque.

3° Un obturateur métallique permet de fermer l'ouverture de la canule sur une pastille de caoutchouc.

S'il y a indication d'un écoulement continu, on met un pansement sous l'obturateur et le liquide s'y épanche.

Indications. — Tous les cas d'*hypertension rachidienne* nécessitant des ponctions répétées : *tumeurs cérébrales, hydrocéphalie, insolations, suppuration intrarachidienne, méningites pneumococciques.*

5° Injection intrarachidienne.

Principe de la méthode. — Au lieu de s'en tenir à la ponction lombaire et à l'évacuation d'une certaine quantité de liquide céphalo-rachidien, on introduit directement dans la cavité rachidienne des médicaments capables d'agir localement sur les méninges.

Nature des médicaments. — Jusqu'ici on n'a guère utilisé que l'iodure, le collargol et le sérum antiméningococcique.

Indications. — *Méningites* [Voy. *Collargol* et *Sérum. antiméningococcique* ; *Colloïdale (Médication)*].

RADIOACTIVE (MEDICATION), RADIUMTHE-RAPIE [1].

Principe de la méthode. — Les corps possesseurs de radioactivité, sels d'uranium et principalement sels de radium, peuvent déterminer des réactions cutanées, érythèmes, phlyctènes et même plaies et ulcérations diverses assez analogues aux effets des rayons X.

De là l'idée d'utiliser la radioactivité en thérapeutique, les sels de radium représentant « l'édition de poche de l'ampoule de Röntgen » (H. Lebon). Le prix très élevé, 400 francs le milligramme, du bromure de radium, restreint jusqu'ici l'extension de la méthode.

Les corps radioactifs émettent des radiations douées de propriétés particulières, et que pour cette raison on désigne depuis Rutherford par les lettres α, β, γ.

On peut séparer ces radiations par l'action du champ magnétique [2].

Mode d'action. — Sous l'influence du radium, les cellules reprennent leur état embryonnaire (Dominici), sans altération inflammatoire. Il y a aussi obturation vasculaire.

Ce processus peut expliquer la régression des

---

[1] L. WICKHAM et DEGRAIS, Radiumthérapie, instrumentation, technique. Traitement des cancers, chéloïdes, nævi, lupus, eczémas, applications gynécologiques. Préface du professeur A. Fournier (1909, J.-B. Baillière et fils).

[2] Pour le détail, voy. H. LEBON, Traitement des épithéliomes cutanés par les méthodes nouvelles (*Annales de thérapeutique dermatologique et syphiligraphique et de prophylaxie vénérienne,* n° 21, t. VII, 5 novembre 1907).

tissus de néoformation épithéliaux ou vasculaires.

Nature de l'agent médicamenteux et mode d'administration. — On emploie en thérapeutique soit les sels de radium-baryum, soit le bromure de radium à la dose de 5 milligrammes environ. Certain auteur (Wichmann) a pu avoir à sa disposition des appareils d'une puissance extrême, contenant 20 centigrammes de sel et d'activité égale à 500000 unités, dont la radiation extérieure de 300 000 contenait 10 p. 100 de rayons α, 80 p. 100 de rayons β et 10 p. 100 de rayons γ, qui agissaient par application de deux à trois minutes.

Il y a avantage à recourir dans l'application à des filtres pour écarter la plus grande partie des radiations actives superficielles. Avec ce dispositif, on peut laisser agir les rayons radifères susceptibles de pénétration, sans redouter des accidents dans les couches superficielles de la peau.

L'irradiation peut durer deux à trois heures sans inconvénient avec les appareils ordinaires.

Comme filtre, on emploie (P. Wichmann) un obturateur de mica sur lequel on applique une forte couche de caoutchouc et une couche de papier résistant.

En général, le sel de radium est fixé à l'appareil par un vernis ; les rayons filtrent à travers ce vernis en quantité relative et à la quantité de sel employé et à la puissance de ce sel, qui peut varier.

Le tissu malade absorbe les radiations dans la

proportion de 66 p. 100 au lieu de 31,7 p. 100 dans les régions normales [1].

Plus la lésion à atteindre est profonde, plus le filtre doit être fort.

On a aussi utilisé à l'intérieur des injections de solutions rendues radifères : eau radifère, huile grise radifère.

Résultats. — Au bout de six jours environ après une application de deux heures chaque jour, on voit apparaître un érythème.

Puis six jours après, soit douze après le début du traitement radiothérapique, érosion qui se revêt d'une croûte.

En général, quinze jours après, soit au vingt-septième jour, la croûte tombe. Puis la réparation donne lieu à un tissu lisse, souple, uni, ne différant de la peau normale que par le manque de granité et une coloration plus claire, plus blanche.

Ces résultats varient avec l'intensité de la source radifère et le temps d'application, ce qui permet de doser en quelque sorte l'action thérapeutique.

Point important en pratique : les applications radiumthérapiques se passent sans douleur. Cette propriété permet de pouvoir faire le traitement pendant la nuit, ce qui en facilite l'emploi chez les jeunes enfants. On peut aussi, grâce à cette absence de douleur, traiter de larges surfaces à la fois.

Indications. — *Acné* [2], *épithéliomas* cutanés (Dan-

---

[1] WICHMANN, Zur Radiumbehandlung des Lupus (*Monatshefte für praktische Dermatologie*, t. XLIII, p. 687).

[2] BARCAT, La radiumthérapie de l'acné sébacée concrète ou kératome sénile (*Presse médicale*, 21 août 1909).

los), *cicatrices*, *kéloïdes* diverses, *nævi* vasculaires[1],
eczémas rebelles, *prurigo*, *névrodermiles*, *psoriasis*,
cancers profonds[2].

RADIOTHÉRAPIE.

Principe de la méthode. — Application thérapeutique des propriétés des rayons X[3], c'est-à-dire
de la nature des rayons ultra-violets.

Nature de l'agent thérapeutique. — Les rayons X[4].

Mode d'administration, technique. — Appareil de
radiographie et de radioscopie avec la précaution :
1º pour supprimer le champ magnétique, de gar-
nir l'ampoule d'un anneau d'aluminium, relié au
sol par un fil ou une chaîne aboutissant à un poid
de métal ; 2º pour avoir le rayon parallèle, d'interposer un écran de plomb percé d'un trou suffisant.

Pour doser la quantité des rayons, interposer
un quantitomètre[5].

Tube de 25 centimètres, à 10 centimètres de la
région malade.

Séance de cinq minutes, puis quinze minutes,
jusqu'à une demi-heure.

---

[1] WICKHAM et DEGRAIS, Traitement des nævi vasculaires par
le radium (*Académie de médecine*, 8 octobre 1907).

[2] GUISEZ, Radiumthérapie du cancer de l'œsophage (*Société
médicale des hôpitaux*, 2 avril 1909). — DOMINICI, Du traitement
des cancers profonds inopérables par le rayonnement ultra-
pénétrant du radium (*Académie de médecine*, 15 juin 1909).

[3] WETTERER, *Archives d'électricité médicale de Bordeaux*, 1907.

[4] Voir : L. REGNIER, Radiographie et radioscopie organiques.
— Radiothérapie et photothérapie (*Les Actualités médicales*). —
KOCHER, Précis de radiologie médicale.

[5] H. GUILLEMINOT, Nouveau quantitomètre pour les rayons X
(*Académie des sciences*, 28 octobre 1907).

Faire une quinzaine à une vingtaine de séances, jusqu'à la production de dermatite ; sinon, arrêter, puis reprendre.

Mode d'action. — Action intime sur les tissus, sur la peau, accumulation de pigment dans les couches superficielles du chorion, tuméfaction des fibres collagènes avec dégénérescence basophile.

Action dépilante très énergique, précédée d'albinisme.

ACTIONS LOCALES SUR LES ORGANES GÉNITAUX :

Testicule : Disparition de la glande à sécrétion externe (glande séminale).

Conservation de la glande à sécrétion interne (glande interstitielle).

Ovaire : Disparition de la glande à sécrétion externe (glande sexuelle).

Disparition de la glande à sécrétion interne (corps jaune).

RÉPERCUSSION GÉNÉRALE :

Testicule : Perte du pouvoir fécondant.

Conservation de l'activité génitale et des caractères sexuels.

Ovaire : Perte de la fécondité.

Apparition de tous les signes qui suivent la castration [1].

Effets. — Dermatite, suivie de modifications curatives.

Accidents. — L'application thérapeutique des rayons X peut comporter des accidents.

---

[1] P. ANCEL et P. BOUIN, Rayons X et glandes génitales (*Presse médicale*, 10 avril 1907, n° 29, p. 228).

En premier lieu, on observe des dermites profondes, pouvant entraîner des sphacèles, se séparant difficilement et pouvant exceptionnellement entraîner la mort.

Lors d'applications sur la tête contre la teigne, on peut voir naître des cicatrices parfois durables[1] ; mais la production de cicatrices ne doit pas se confondre avec la simple dépilation avec érythème plus ou moins intense qu'on peut observer[2] à la suite de l'application des rayons X sur le cuir chevelu des peladiques.

Résultats. — Dans le lupus, sur 15 cas de lupus vulgaire, 12 guérisons, 2 insuccès, 1 récidive.

Indications. — Lupus (Schiff et Freund) et dermatoses, *sycosis*, *favus*, *teignes trichophytiques* (Sabouraud), *pelade*, *onychomycoses* (Pellizzari), *hypertrichose*, *eczéma* (F. Holland), *cancer* de l'estomac [Lemoine et Doumer (de Lille)], *cancroïdes*, *éléphantiasis* (Sorel), *tuberculoses*, *rhumatismes*, *arthrites suppurées*.

RECALCIFIANTE (MÉDICATION)[3].

Principe de la méthode. — Il y aurait peu de

---

[1] HALLOPEAU et LASNIER, Conséquences fâcheuses de la radiothérapie chez un enfant atteint de teigne (*Société de dermatologie et de syphiligraphie*, 8 avril 1907).

[2] E. BENDER, Zur Röntgentherapie der Alopecia arcata (*Dermatologische Zeitschrift*, t. XIII, p. 173, 1907).

[3] P. FERRIER, La guérison de la tuberculose basée sur l'étude des cas de guérison spontanée, Paris, 1906, et *Société de médecine de Paris*, 28 mai 1909. — L. RENON, Le traitement de la tuberculose par la recalcification suivant la méthode de M. Ferrier

tuberculeux dans les pays à eau calcaire[1]. Donc recalcifier l'organisme.

L'auteur, le Dr P. Ferrier, part de la constatation de l'état des dents et du squelette. Les sujets décalcifiés surnagent facilement dans l'eau.

D'un autre côté, la décalcification se montre facteur d'introduction d'acides dans l'organisme, acides minéraux, comme acide sulfurique, acide chlorhydrique, acide phosphorique, qui solubilisent les phosphates. Mêmes effets par les acides organiques, citrique, malique, tartrique, lactique, etc., contenus dans les fruits acides, citrons, oranges, dans les boissons acides, cidre, etc. Les sels acides réagissent de même. Enfin les fermentations digestives développent une série d'acides : acides acétique, lactique, butyrique.

Nature des médicaments, mode d'administration. — La méthode mise en œuvre pour la recalcification de l'organisme par le Dr P. Ferrier vise à la fois l'élimination des agents de décalcification et la recalcification par l'absorption avec fixation des sels calcaires.

Pour atteindre ce but, on fait les prescriptions suivantes :

(*Société d'études scientifiques sur la tuberculose, Bulletin médical*, nᵘ 83, 20 octobre 1906, p. 924). — M. LETULLE, Le tuberculeux et la méthode recalcifiante de P. Ferrier (*Presse médicale*, 24 mars 1909). — ALB. ROBIN, La déminéralisation organique considérée comme une expression du terrain tuberculisé et probablement aussi du terrain tuberculisable (*Rapport à la Société d'études scientifiques sur la tuberculose*, 11 juin 1909).

[1] LECREUX, La présence ou l'absence de sels de chaux dans le sol aurait-elle une influence sur le développement de la tuberculose ? (*Journal des praticiens*, 17 juillet 1909).

1° Évacuation et neutralisation du contenu sto-
macal, une demi-heure avant chaque repas, simplement par la prise d'un verre d'eau à composition plus ou moins calcaire, qu'on choisira parmi
les *eaux bicarbonatées calcaires fortes*.

Parmi celles employées par Ferrier, citons l'eau
de Saint-Galmier, l'eau de Pougues ; on peut y
joindre, comme plus chargées encore en sels de
chaux, Pestrin (Ardèche), Contrexéville, Vittel et
surtout Saint-Nectaire.

2° Donner, au milieu ou à la fin du repas, un des
cachets suivants :

Carbonate de chaux............ } ā 40 centigr.
Phosphate tribasique de chaux. }
Chlorure de sodium.............   35   —

ou bien :

Carbonate de chaux............ } ā 50 centigr.
Phosphate tricalcique.......... }
Magnésie calcinée............. } ā 30   —
Chlorure de sodium........... }
(Sergent.)

Pour un cachet.

Deux ou trois cachets, aux repas.

Ou prendre, par jour, trois paquets composés
comme suit (par paquet) :

Carbonate de chaux................   50 centigr.
Phosphate tribasique de chaux....   20   —
Magnésie calcinée.................   5   —

3° Au cas d'hypochlorhydrie, donner :

Chlorure de calcium............   5 grammes.
Eau distillée...........   100   —

Une cuillerée à café de cette solution dans un verre d'eau de Châtel-Guyon ou de Saint-Galmier.

4° Surveiller le régime de façon qu'il ne s'y introduise pas d'agents de décalcification. Voici les recommandations du Dr Ferrier à ce sujet, et qui représentent le contrepoids de la médication décalcifiante.

Trois repas par jour, pas un de plus.

Interdire : vin, cidre, poiré, bière, alcool, liqueurs de toutes sortes, huiles, acides minéraux et organiques.

Éviter le beurre, les graisses (acides gras) et les sauces, ou tout au moins les remplacer par la crème de lait.

Bannir les mets vinaigrés, citrons, oranges, fromages vieux.

User de pommes de terre, carottes, pois cassés, pâtes, œufs, viandes maigres (300 à 400 grammes par jour), poissons (sauf le maquereau, le hareng et le saumon), fruits cuits, confitures non acides.

Peu de sucre, peu ou pas de pâtisserie.

Pain, 200 à 300 grammes par jour.

Les aliments autres que ceux à composition rentrant dans l'interdiction précédente restent permis.

Avec cette méthode, plus besoin de cure de repos, mais *travailler suivant ses forces* et dormir le mieux possible.

Effets. — Rétrocession des phénomènes congestifs, amélioration de l'état pulmonaire, guérison par sclérose et emphysème.

Régularisation de l'appétit.

Cessation de la fièvre.

Indications. — *Tuberculose pulmonaire.*

REMINÉRALISATRICE (MÉDICATION).

Principe de la méthode. — Redonner à l'organisme les sels minéraux qu'il a perdus, *reconstituer l'équilibre du plasma sanguin* (Alb. Robin). Voy. aussi : *Médication recalcifiante.*

Nature des médicaments. — Mettre l'estomac en état, par exemple en donnant, cinq minutes avant le repas :

Sulfate de potasse......................	5 centigr.
Azotate de potasse.....................	5 —
Bicarbonate de soude..................	3o —
Poudre d'yeux d'écrevisse.............	25 —
Poudre d'ipéca........................	1 —

Pour un cachet. F. S. A. dix cachets semblables.

Puis appliquer le traitement par étapes :

1o *Poudres salines,* dans lesquelles les sels se retrouvent dans les *cendres du sang total.*

Chlorure de sodium..................	27 grammes.
— de potassium	2 —
Phosphate de soude..................	4 —
— de potasse..............	2 —
— de chaux...............	1 —
— de magnésie.............	1 —
Sulfate de potasse...................	2 —
Bicarbonate de soude................	11 —
Carbonate de fer.....................	1 —
Poudre d'hémoglobine................	5 —

Diviser cette quantité en quatre-vingts cachets. Prendre deux cachets avant le déjeuner et le dîner, pendant trois semaines à un mois.

2º Administration de fer :

Tartrate ferrico-potassique............	10 centigr.
Poudre de rhubarbe	5 —
Magnésie calcinée....................	5 —
Extrait de quinquina.................	10 —

Pour une pilule.

Prendre une pilule au commencement du déjeuner et du dîner.

L'addition de la magnésie a pour but de remédier au déficit magnésien constaté dans le sang et dans l'urine de la plupart des anémiques.

Ou bien, pour aller plus vite, associer poudres salines et fer dans la *thériaque minérale* suivante qui facilite l'assimilation :

Chlorure de sodium................	15 grammes.
— de potassium.............	10 —
Phosphate de soude................	13 —
— de potasse...............	6 —
Glycérophosphate de chaux........	1 —
— de magnésie.....	1 —
Sulfate de potasse.................	1 gr. 50 cgr.
Carbonate de fer..................	0 gr. 50 —
Poudre d'hémoglobine.............	2 gr. 50 —
Glycérophosphate de fer...........	15 grammes.
Jaune d'œuf.......................	15 —
Lactose	10 —
Caséine...........................	5 —
Poudre de fèves de Saint-Ignace..	1 —
Poudre de rhubarbe...............	4 —
	100 grammes.

Mêler très exactement et diviser en cent paquets.

Un paquet avant le déjeuner et un avant le dîner ; augmenter progressivement suivant le degré de la tolérance stomacale, jusqu'au *maximum de six par jour.*

3º Joindre comme régime : jaune d'œuf, viande de bœuf, pois, lentilles, épinards, fraises, aliments les plus ferrugineux.

Enfin, vin de Bourgogne comme base de la boisson ; couper avec une eau minérale ferrugineuse, *Renlaigue*, source Rouge de *Saint-Nectaire*, qui renferment aussi du sodium, ou avec de l'eau de *Bussang*, de *Forges* ou de *Spa*.

Indications. — *Anémies plasmatiques* de la *tuberculose, phosphaturies, hémoglobinuries, albuminuries* fonctionnelles, phosphaturiques, dyspeptiques, *anémies, chloroses, neurasthénies.*

RÉNOVATRICE (MÉDICATION).

Cure de rénovation, de réduction (Guelpa [1]).

Principe de la méthode. — Dans une foule de circonstances, l'organisme s'encombre de déchets. Ces déchets, de nature toxique, exigent leur élimination. Si l'on se contente du jeûne, ces déchets d'origine surtout intestinale sont repris et il s'ensuit une augmentation de l'auto-intoxication sanguine, une sensation de malaise, des maux de tête, des nausées et même des vertiges.

Mais si l'on vide l'intestin de tous les produits nocifs, on réduit l'intoxication et l'on permet aux cellules mêmes des tissus de mieux se renouveler, irriguées qu'elles sont par des humeurs désintoxiquées.

_____

[1] G. Guelpa, Renouvellement des tissus, rajeunissement des fonctions (*Société de médecine de Paris*, 26 décembre 1908, 3 et 8 janvier 1909 ; *Société de thérapeutique*, janvier 1909).

On obtient un *rajeunissement*, une rénovation des tissus.

Nature de la médication. — La méthode de Guelpa comprend deux prescriptions liées intimement.

1° DIÈTE ABSOLUE, HYDRIQUE, à volonté eau d'Evian, eau bouillie ou tisane, *chaude* de préférence, thé léger, queues de cerises, tilleul.

2° PURGATION COPIEUSE, par exemple :

> Eau d'Hunyadi Janos.. Une bouteille entière.

Eau de Montmirail ou autres.

A prendre de préférence chaudes.

En général les purgations salines sont préférables, ou, si elles sont mal supportées et si le rein est sensible, il faut se contenter de :

> Huile de ricin.............. 4o à 5o grammes.

suivis de près de l'administration d'un litre de tisane.

Renouveler la purgation et continuer la diète hydrique deux, trois ou quatre jours consécutifs.

Répéter cette cure de deux à quatre jours d'abstinence et de purgation trois à quatre fois avec intervalles.

Effets. — 1° Cessation du mal de tête et de l'état saburral.

2° Pas de sensation de faim, fausse sensation de faiblesse.

3° Atténuation de la soif.

4° Diminution du poids, 1 kilogramme environ par jour.

5° Abaissement de la pression artérielle.

6° Régularisation du pouls.

7° Diminution et disparition de la flore bactérienne intestinale (Gilbert et Carnot).

8° Augmentation de nombre des hématies et du taux de l'hémoglobine, hématose plus complète.

9° Augmentation des leucocytes avec accroissement surtout des formes jeunes, mononucléaires ; phagocytose meilleure.

10° Diminution des urines et régularisation des rapports entre les divers éléments.

11° Diminution des sueurs.

12° Sommeil plus régulier, en général plus court, réparateur, avec réveil facile et activité de pensée.

13° Réduction de l'aire des principaux viscères, principalement du cœur, du foie.

14° Facilité de la respiration.

15° Diminution de l'effort du cœur.

16° Disparition des endolorissements des jointures, des courbatures musculaires, de la gêne respiratoire.

17° Amélioration de la vision.

Inconvénients. — 1° Très léger état de malaise, comme celui qui précède le mal de mer.

2° Fatigue plus prompte, non douloureuse, mais calmée par le repos horizontal et quelque sommeil.

3° Sensibilité plus grande au froid, d'où l'indication de préférer la saison chaude pour la cure.

4° Quelquefois mal de tête ou courbatures, quand
la purgation n'a pas donné un résultat complet.
En ce cas :

> Pyramidon.................... 0ᵍʳ,40 centigr.

Pour deux cachets ; au besoin, deux ou trois
cachets dans la journée.
Ou :

> Salicylate de soude.......   2 à 3 grammes.
> Julep gommeux..........   120   —

Par cuillerées à bouche toutes les deux heures,
et *abondantes boissons chaudes.*
Ou bien remettre la cure à un autre moment.

Indications. — Toutes les maladies de *nutrition
retardante* de Bouchard : *arthritisme* en général,
*rhumatisme, sciatique, goutte, diabète, obésité, albu-
minuries* en général, albuminuries d'origine cardiaque et d'origine hépatique.

Affections intestinales.

Affections oculaires.

Affections cutanées, eczéma.

Grossesse.

Surmenage.

SÉROTHÉRAPIE EN GENERAL.

Méthode opsonique, les opsonines.

Sous le nom de méthode opsonique, traitement
par les opsonines, Wright[1] a fait connaître une

---

[1] Wright et Steward Douglas, *Proceedings of the royal Soc.*,
vol. 72, 1903. — Wright et Douglas, *Lancet,* 1904, p. 1138. —

méthode générale de direction applicable aux divers genres de sérothérapie et de vaccination.

Principe de la méthode. — Lorsqu'on met en contact sous le microscope des leucocytes et une fraction de culture microbienne, une plus ou moins grande quantité de microbes sont englobés par les leucocytes (*phagocytose* de Metchnikoff).

Les leucocytes peuvent se livrer à une phagocytose autonome, hors de l'influence de tout sérum, dans des liquides salins, l'urine bouillie par exemple (Metchnikoff) ; mais ils accomplissent leur fonction d'englobement encore mieux dans le sérum et plus ou moins selon la nature du sérum avec lequel ils sont mis en présence.

Les substances supposées actives, corps non isolés, connues par leurs propriétés plus que par elles-mêmes, des sérums ont reçu le nom d'*opsonines*.

Ces opsonines, multiples et spécifiques, interviennent dans la phagocytose par action sur le microbe rendu plus sensible à l'attraction du phagocyte.

Les lésions du foie ont une influence importante sur le pouvoir opsonisant [1].

On utilise ces notions scientifiques pour la direction du traitement.

WRIGHT et REID. *Proceedings of the royal Soc.*, London, 1906. — WRIGHT, *Clinical Journal*, novembre 1904. — RENÉ GAULTIER, Les opsonines et la thérapeutique opsonisante par les vaccins de Wright (*Les Actualités médicales*).

[1] H. VINCENT, Nouvelles recherches sur l'étiologie du tétanos médical. Influence prédisposante des lésions hépatiques (*Académie de médecine*, 26 novembre 1907).

Si l'on mélange à une quantité donnée de leucocytes une quantité donnée d'une culture microbienne et une quantité donnée de sérum humain normal, les polynucléaires, au bout d'un temps donné à l'étuve à 37°, ont absorbé un nombre donné de microbes.

Si l'on met à côté, dans la même étuve, un autre mélange fait absolument dans les mêmes conditions, à la différence qu'au lieu de sérum humain normal on met du sérum humain de malade atteint de l'affection microbienne en question, on note un autre nombre de microbes absorbés.

Si l'on établit le rapport entre les nombres trouvés dans la première préparation et ceux constatés dans la seconde, on établit ainsi ce qu'on appelle l'*index opsonique*. Par exemple, on aura trouvé, avec le sérum normal, 40 polynucléaires avec un total de 160 microbes phagocytés, soit un *coefficient phagocytaire* normal de $\frac{160}{40} = 4$, et, par contre, avec le sérum du malade, 50 polynucléaires avec 175 microbes phagocytés, soit un *coefficient phagocytaire* pathologique de $\frac{175}{50} = 3,5$. Dans ce cas, l'*index opsonique* sera de $\frac{3,5}{4} = 0,875$.

Quand on a ainsi pris l'index opsonique d'un malade, si l'on vient à lui injecter un sérum thérapeutique, on observe d'abord une diminution de l'index opsonique ; c'est la *phase négative*, pendant laquelle on s'abstient de toute injection nouvelle.

10.

A cette phase négative succède, plus ou moins rapidement, une *phase positive*, dans laquelle l'index opsonique remonte d'une façon sensible ; cette augmentation indique que l'organisme, sous l'influence du sérum, commence à élaborer des anticorps spécifiques. A ce moment on reprend la sérothérapie à doses progressivement augmentantes. On suit les variations de l'index opsonique, dont on établit la courbe.

La méthode opsonique, moyen de laboratoire capable de guider dans la pratique de la sérothérapie, fournit un moyen d'appréciation pronostique, voire diagnostique.

Technique. — 1° PRÉPARATION DES LEUCOCYTES. — Leucocyte d'un homme sain, l'opérateur lui-même par exemple, extraits de quelques gouttes de sang de la pulpe ou mieux de la face dorsale près de l'ongle d'un des doigts, pouce ou autre, par piqûre aseptique.

Mélanger ce sang à huit ou dix parties d'une solution anticoagulante de citrate de soude à 15 p. 100, tout fraîchement faite, ou d'eau salée isotonique à 8 p. 100, additionnée de 2 p. 100 de citrate de soude.

Mélanger, centrifuger quinze minutes à une vitesse moyenne. Vider le liquide clair qui surnage le dépôt, le remplacer par une solution de chlorure de sodium à 0,85 p. 100. Mélanger pour laver ; centrifuger à nouveau ; vider le liquide de lavage ; reste une émulsion qui contient les leucocytes séparés le mieux possible des héma-

2° Préparation de l'émulsion de microbes. — Prélever d'une culture fraîche, de vingt-quatre heures, une trace au bout d'un fil de platine. Broyer au mortier d'agate et additionner de 1 à 2 centimètres cubes de solution salée isotonique goutte à goutte, agiter avec des perles de verre dans un tube épais. On doit obtenir une émulsion la plus homogène possible, sans amas microbien visible au microscope.

Pour les opsonines de la tuberculose, on utilise une culture humaine en voile sur pomme de terre glycérinée, et on chauffe soit une demi-heure à 60°, soit un quart d'heure à 115°.

3° Préparation du sérum. — Sang tout récemment recueilli par quelque procédé que ce soit, ou bien par piqûre du doigt, laissé à coaguler, puis centrifugé. En recueillir le sérum. D'un côté, préparer le sérum normal ; d'un autre, le sérum du malade.

A. *Mélange*. — Une fois en possession de ces préparations, effectuer le mélange des trois éléments : leucocytes, bacilles, sérum.

Opérer à l'aide d'un tube de verre capillaire, obtenu par effilure à la flamme d'un bec Bunsen d'un tube de verre de 4 à 5 millimètres, petit instrument connu sous le nom de pipette Pasteur.

Sur cette effilure, marquer un repère au crayon gras ou à l'encre, à 2 centimètres de la pointe, et munir la grosse extrémité d'une tétine en caoutchouc pour faire l'aspiration.

Aspirer une colonne de 2 centimètres de l'émul-

sion de leucocytes, faire à sa suite pénétrer une
bulle d'air. Aspirer à nouveau 2 centimètres de
sérum, et une seconde bulle d'air, puis 2 centimètres d'émulsion de bacilles. Par refoulement,
dans un verre de montre et par aspiration, on mélange les trois produits.

Faire deux mélanges, l'un avec le sérum normal,
l'autre avec le sérum du malade. On a donc deux
pipettes.

B. *Mise à l'étuve.* — Reprendre chaque mélange
dans sa pipette respective ; fermer à la lampe et
laisser à l'étuve à 37°-38° pendant *quinze minutes*.

Se servir à cet usage d'une étuve qui peut fonc-
tionner indifféremment au pétrole, au gaz ou à
l'électricité. Elle permet d'examiner facilement les
pipettes séparément (fig. 11).

Cet appareil, adaptation du principe des cou-
veuses de Hearson, consiste en un fort bassin en
cuivre nickelé, ayant un certain nombre de petits
tubes pour recevoir les pipettes. Chaque tube est
entouré d'eau, numéroté à sa partie supérieure, et
peut être chauffé.

Dans cette recherche, il est indispensable que les
leucocytes lavés et les organismes à l'étude soient
maintenus pendant quelque temps à une température constante de 37° C.

C. *Préparations microscopiques.* — Au sortir de
l'étuve, bien mélanger à nouveau et confectionner
des préparations à double coloration bien régu-
lières, par étalement sur lame bien plane.

D. *Numération.* — Choisir un point bien net de

la préparation, compter dans 50 ou 100 polynucléaires environ les bacilles englobés, établir l'index opsonique.

Principe général de la sérothérapie. — L'emploi
des sérums thérapeutiques spécifiques se base sur

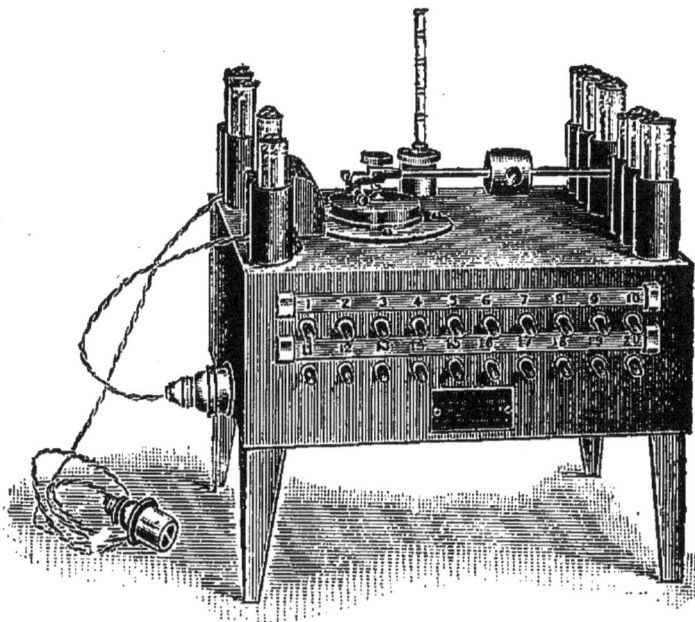

Fig. 11. — Étuve opsonique adoptée par l'Institut Pasteur
de Paris (Laboratoire du Dr Levaditi).

cette notion générale que le sérum d'un sujet qui
a reçu naturellement ou artificiellement un microbe donné rend un nouveau sujet, auquel on
l'injecte, réfractaire à l'infection spéciale du microbe donné.

Préparation générale des sérums. — Pour ne pas
répéter à chaque chapitre le mode de préparation,

il suffit de savoir qu'on procède d'une façon générale comme suit :

1° Culture pure du microbe spécifique.

2° Atténuations diverses ou même stérilisation
de la culture pour servir aux premières injections
à l'animal, en général par voie veineuse.

3° Injections successives, plus ou moins éloignées
et de plus en plus abondantes selon la réaction, et
de plus en plus virulentes, jusqu'à ce que l'animal
ne réagisse plus à des doses énormes.

4° Saignée de l'animal et préparation par repos
et décantation du sérum thérapeutique, et distri-
bution dans des récipients fermant herméti-
quement.

Pour la conservation, on ajoute parfois du
camphre ou un antiseptique.

Il n'y a que des variantes à ces principes généraux. Nous n'indiquerons que les différences no-
tables.

SÉRUM ANTIALCOOLIQUE (Sapelier, Thébault,
Toulouse). Ce sérum s'est peu vulgarisé.

Préparation. — Sérum de chien alcoolisé.

Indications. — *Alcoolisme.*

SÉRUM ANTICANCÉREUX.
Sérums d'animaux injectés avec des extraits de
tumeurs.

Voy. aussi *Opothérapie associée, Vaccination
antinéoplasique.*

SÉRUM ANTICHARBONNEUX (Silavo).
Essayé jusqu'ici exclusivement chez les animaux.

SERUM ANTICHOLERIQUE (Ransom).

Préparation. — Quatre étapes dans cette préparation :

1º Culture du bacille virgule dans de petits sacs de collodion renfermant de la peptone à 2 p. 100, placés dans le péritoine de cobayes.

A la mort de l'animal, ensemencement d'un des sacs dans la peptone à 2 p. 100 additionnée de 2 p. 100 de gélatine et de 1 p. 100 de miel.

2º Extraction de la toxine cholérique sous forme de substance solide.

3º Inoculation de cette toxine dissoute à l'animal, ou même à l'aide de cultures faibles non filtrées ou filtrées.

4º Recueil du sang de l'animal immunisé, environ au bout de six mois.

Mode d'action. — Neutralisation de la toxine.

Indications. — *Choléra.*

SERUM ANTICOQUELUCHEUX (Leuriaux).

Effets. — Atténuation des quintes et raccourcissement de durée de la maladie.

D'après Nobécourt, Variot, on n'a pas de résultats.

Indication. — *Coqueluche.*

Sérum de Bordet et Gengou.

Culture du coccobacille, agent pathogène de la coqueluche. Ce microbe est agglutiné par le sérum de cheval immunisé, plus que par celui des coquelucheux.

Le sérum des coquelucheux est néanmoins très sensibilisateur.

Jusqu'ici le sérum de cheval immunisé n'a pas donné de résultats assez pratiques [1].

SÉRUM ANTIDIPHTERIQUE.

1° **Sérum antidiphtérique antitoxique.**

Mode d'emploi. — INJECTIONS SOUS-CUTANÉES à l'aide d'une seringue facilement démontable et stérilisable, et d'une contenance d'environ 20 centimètres cubes.

L'antisepsie de la région, paroi de l'abdomen, région interscapulaire, cuisse, étant assurée, la seringue aseptisée par l'ébullition dans l'eau bouillante, on pousse le liquide sous la peau qui se soulève en boule d'œdème.

Si l'on n'avait qu'une seringue de faible capacité, on aurait le désagrément de la recharger à plusieurs reprises, l'aiguille laissée en place.

La seringue est retirée d'un mouvement brusque; un petit tampon d'ouate, agglutiné par la gouttelette de sérum entraînée dans la manœuvre, suffit à obturer le petit orifice.

Le badigeonnage des fausses membranes avec le sérum aurait un résultat favorable (Martin).

INJECTIONS INTRAVEINEUSES. — Elles font gagner six heures sur les injections sous-cutanées ordinaires et quatre heures sur les injections massives

---

[1] BORDET et GENGOU, Note complémentaire sur le microbe de la coqueluche (*Annales de l'Institut Pasteur*, 25 septembre 1907, p. 720-726).

ou répétées [1]. Les indications des injections intraveineuses seraient :

1° Les formes malignes de la diphtérie ;

2° Les diphtéries compliquées de bronchopneumonie ou autres ; .

3° Les malades *in extremis* ;

4° La toxémie diphtérique prononcée.

INJECTIONS INTRACÉRÉBRALES. — Elles seraient
très efficaces, mais peu entrées dans la pratique.

La voie buccale et la voie rectale annulent presque l'action du sérum.

Doses du sérum antidiphtérique. — A. *Dose curative :* minima 10 à 20 centimètres cubes, chez l'enfant ; mais la pratique se généralise des *hautes
doses* ; ainsi Deléarde (de Lille) injecte 50 centimètres
cubes, même au nourrisson. Donc, *dose massive de
suite.*

Répéter l'injection au bout de douze ou vingt-
quatre heures, une ou deux fois, puis attendre un
peu.

*Injecter le plus tôt possible, injecter d'abord une
dose forte, injecter sans attendre l'examen bactériologique.*

Chez l'adulte, minima 30 à 40 centimètres cubes.

B. *Dose prophylactique :* 5 à 10 centimètres cubes
selon l'âge.

Lorsqu'il existe une épidémie régnante quelconque

---

[1] L. CRUVEILHIER, De la valeur thérapeutique des injections
de sérum dans la diphtérie suivant les doses et la voie de pénétration (*Annales de l'Institut Pasteur*, 1904).

(grippe, rougeole, scarlatine), augmenter la quantité de sérum injecté (L. Martin [1]).

Donc, *lorsque existe une maladie épidémique régnante*, bien que le sujet n'en semble pas lui-même atteint, il faudra *faire d'emblée les injections de sérum antidiphtérique de 30 et 40 centimètres cubes de sérum* même chez l'enfant; 60 centimètres cubes chez l'adulte.

Dans les angines graves, on peut arriver à éviter les complications mortelles, syncopes et paralysies, par l'administration de *doses systématiquement élevées, répétées et prolongées* [2], pendant la convalescence.

Doses initiales : 40, 50 et 60 centimètres cubes chez les enfants.

Doses consécutives : De 10 à 20 centimètres cubes, répétées tous les deux jours, tous les jours si besoin, même si la gorge apparaît bien nettoyée, malgré l'apparition d'érythème.

On a injecté ainsi au même enfant plus de 500 centimètres cubes pour un traitement en un mois ou un mois et demi.

Cette méthode intensive n'a pas provoqué d'accident, parfois de l'albuminurie intense mais passagère, traduisant l'élimination du sérum par l'urine. Pas de phénomène d'anaphylaxie.

---

[1] L. MARTIN, Traitement de la diphtérie (*Société biologique*, 2 février 1907). — Principales causes de mortalité de la diphtérie depuis la sérothérapie (*Académie de médecine*, 21 avril 1908).

[2] H. MÉRY, B. WEILL-HALLÉ et PARTURIER, La sérothérapie intensive dans le traitement des angines graves et des paralysies diphtériques (*Bulletin médical*, 1er mai 1909, p. 405).

La raison de cette pratique réside soit dans la possibilité d'apport nouveau de toxine par les bacilles persistants ou sa mise en liberté, soit par une élimination rapide, anormale de l'antitoxine. L'indication de nouvelles injections de sérum s'impose.

Dans les cas de diphtérie grave, le sérum antidiphtérique peut être *injecté dans les veines*.

En plus du sérum, Deléarde[1] (de Lille) préconise :

1º Trois fois par jour, attouchements avec :

> Menthol......................... 20 grammes.
> Camphre 10   —

2º Lavages de la gorge avec :

> Liqueur de Labarraque à........... 5o p. 1000

ou :

> Eau oxygénée à................... 2 p. 100

3º Trois fois par jour, une cuillerée à café dans chaque narine de :

> Menthol....................... $0^{gr},3o$
> Camphre .... $0^{gr},15$
> Résorcine..................... 2 grammes.
> Huile d'olive................. 100   —

4º Un bain tiède chaque matin.

5º Quand les exsudats commencent à se liquéfier :

> Benzoate de soude............. 2 grammes.
> Onguent scillitique........... 10   —
> Sirop de tolu................. 40   —
> Julep gommeux................. 120   —

Toutes les quatre heures, une cuillerée à café ou à soupe, selon l'âge.

---

[1] DELÉARDE, *Journal de J. Lucas-Championnière*, 1909, art. 21, p. 801.

Mode d'action. — L'antitoxine contenue dans le sérum agirait en neutralisant la toxine produite par le bacille diphtérique (théorie chimique) ; ou mieux l'antitoxine actionnerait, stimulerait (stimuline) les cellules de l'organisme, de telle sorte qu'elles puissent résister à la toxine (théorie vitaliste).

Effets de la sérothérapie. — A. *Locaux.* — Localement, diminution, désagrégation, disparition des fausses membranes de la gorge, au bout d'un temps plus ou moins long : vingt-quatre à quarante-huit heures environ.

Du côté du larynx, même amélioration.

Si la laryngite pseudo-membraneuse n'existe pas, elle ne se produit pas après l'application du traitement par le sérum.

B. *Généraux.* — Diminution de la température, du pouls, de la respiration, parfois après une ascension passagère.

Transformation favorable du facies, de l'albuminurie. Quelquefois albuminurie sérique.

Résultats statistiques. — Mortalité, 12 à 15 p. 100, au lieu de 40 p. 100 et plus.

Après trachéotomie, au lieu de 30 p. 100 de survie, 70 p. 100.

Même pourcentage avec l'intubation.

Inconvénients et accidents. — A. *Locaux.* — Abcès ou phlegmons évités par une antisepsie rigoureuse de la peau, une asepsie soigneuse des instruments.

B. *Généraux.* — *Fièvre, phénomènes pseudo-*

méningitiques. Réaction fébrile, dans quelques cas, agitation et délire, convulsions simulant la méningite, mais qui aboutissent à la guérison.

Troubles cardiaques. — Action dépressive sur le cœur du sérum antitoxique, mais modérée.

Troubles gastro-intestinaux. — Vomissements, diarrhée.

Arthropathies. — Soit sans fièvre, soit avec fièvre, quelquefois même 40° passés, poussées du côté de diverses articulations, reproduisant parfois le rhumatisme articulaire aigu, mais limité à peu de jointures.

Érythèmes. — Précoces, attribués au liquide injecté; tardifs, dépendant du streptocoque surajouté. Ortiés, scarlatiniformes, morbilliformes, érythème polymorphe, souvent avec mélange d'éléments ortiés ; purpura avec ou sans épistaxis, érysipèle.

Accidents laryngés. — En même temps que l'éruption sérique, on peut voir réapparaître [1] les symptômes de sténose laryngée; ici pas de réapparition de fausses membranes, mais poussée œdémateuse avec spasme glottique, reproduisant la poussée cutanée.

Albuminurie. Néphrites. Anurie.

Le *sérum chauffé* donnerait lieu à bien moins d'accidents.

ANAPHYLAXIE. — L'*anaphylaxie*, ou susceptibilité

---

[1] Rocaz et F. Carle, Réapparition des symptômes laryngés au moment des accidents sériques chez les enfants atteints de croup (*Société de médecine et de chirurgie de Bordeaux*, 12 mars 1909).

plus grande du sujet au sérum antidiphtérique, créée par une injection antérieure, ne semble guère se vérifier dans la pratique, sauf peut-être, mais sans entraîner de phénomènes graves, chez les sujets atteints d'urticaires post-sériques, chez qui on note de la séro-précipitation, c'est-à-dire que leur sérum précipite *in vitro* par le sérum de cheval [1].

La *baisse de la pression artérielle* est caractéristique [2].

En tout cas, l'éther, l'alcool (Besredka et Roux) et peut-être le chlorure de baryum (Richet) seraient antianaphylactisants.

Le meilleur serait [3] d'injecter du sérum préventivement dans le rectum ou mieux une dose extrêmement faible sous la peau.

Indications thérapeutiques. — *Diphtérie*, comme *curatif*, ou comme *préventif*.

Chez les enfants *qui viennent d'avoir la diphtérie*, il est prudent, *lorsqu'ils prennent la rougeole ou la scarlatine*, de leur pratiquer une injection de sérum antidiphtérique pour éviter une rechute ou une récidive, dans les agglomérations surtout d'enfants, hôpitaux (services de rougeole, de scarlatine[1]),

---

[1] B. WEILL-HALLÉ et H. LEMAIRE, Caractères de l'immunité passive conférée par la sérumthérapie (*Presse médicale*, n° 41, 20 mai 1908).

[2] CH. RICHET, Sur le rôle du système nerveux dans les phénomènes de l'anaphylaxie aiguë (*Presse médicale*, 7 avril 1909).

[3] BESREDKA, Du traitement préventif de l'anaphylaxie. L'antianaphylaxie (*XVI° Congrès international de médecine de Budapest*, 29 août-7 sept. 1909).

pensionnats et même dans les familles (Netter, Guinon, Richardière, etc.).

Le sérum antitoxique n'est que le spécifique de la diphtérie vraie à bacille de Löffler.

Maximum d'effet dans les cas traités dès le début, dans les diphtéries non associées. Dans les angines d'emblée toxiques, peu d'activité (Variot).

Action moins efficace dans les diphtéries mixtes (bacille de Löffler et autres microbes).

Inactivité dans les angines pseudo-membraneuses non diphtériques (angines à streptocoques, à staphylocoques, à pneumocoques, etc.).

PARALYSIE DIPHTÉRIQUE. — *Prophylaxie.* — L'application rigoureuse du traitement de la diphtérie par les *injections précoces et copieuses de sérum antidiphtérique* a toutes les chances de diminuer le nombre et la gravité des cas de paralysie diphtérique.

Traitement. — Les paralysies diphtériques comptent deux catégories (Rist) : paralysies résultant de l'action de la toxine, paralysies causées par les corps microbiens eux-mêmes, débarrassés de la toxine. Le sérum n'agit d'une façon générale et pour un temps que comme antitoxique, sans pouvoir sur le microbe lui-même qui continue à vivre[2].

PARALYSIES TOXIQUES. — *Action curative du sérum*

---

[1] BARBIER, BOURDON et PÉLISSIER, Statistique du service de la diphtérie à l'hôpital Hérold ces quatre dernières années (*Soc. méd. des hôp.*, 6 oct. 1908).

[2] J. COMBY, Cinq observations (*Archives de médecine des enfants*, juillet 1904). — Paralysie diphtérique tardive guérie

antidiphtérique nette sur les paralysies diphtériques toxiques.

D'où *règle pratique*: Quand, dans le cours d'une diphtérie, on soupçonne l'apparition de quelques phénomènes parétiques, *faire dès le premier soupçon de paralysie diphtérique une injection de sérum antidiphtérique.*

Appelé tardivement, se hâter encore plus *de faire l'injection* à haute dose et la répéter.

Doses. — Chez les enfants, 10 à 20 centimètres cubes (Comby); et répéter l'injection trois, quatre et même six jours de suite.

PARALYSIES MICROBIENNES. — Recourir au sérum antidiphtérique antimicrobien de Louis Martin.

Cliniquement, il est difficile de différencier l'une et l'autre catégorie des paralysies diphtériques; donc, au point de vue pratique, il y aurait avantage à *associer les deux sérums*[1].

AUTRES APPLICATIONS DU SÉRUM ANTIDIPHTÉRIQUE ANTITOXIQUE. — *En dehors de la diphtérie*:

---

par le sérum de Roux (*Société de pédiatrie*, avril 1906). — Traitement des paralysies diphtériques par le sérum de Roux (*Société médicale des hôpitaux*, 17 mai 1907). — MOURNIÈRE, 18 cas. Thèse de Paris, 1905. — CHAMBON, *Année médicale de Caen*, mai 1905. — SICARD et BARBÉ, Paralysie diphtérique généralisée progressive traitée par des injections répétées de sérum antidiphtérique, guérison. Absence d'anaphylaxie (*Société médicale des hôpitaux*, 26 nov. 1907). — Traitement sérothérapique dans la diphtérie (*Société médicale des hôpitaux*, 7 mai 1909).

[1] MONGOUR, La thérapeutique générale par le sérum antidiphtérique (*Province médicale*, n° 1, 1909).

Outre son rôle spécifique, le sérum antidiphtérique possède les propriétés suivantes[1] :

1° Propriété coagulante (hémorragie, hémophylie).

2° Propriété hématopoïétique (*anémies*).

3° Propriété phagocytaire (*infections et intoxications*).

D'où ses diverses indications :

Certaines affections de l'œil, *diphtérie oculaire, conjonctivite granuleuse, ulcère infectieux* (Darier[2]); du nez, *ozène.*

Asthme (mais on aurait eu des accidents, même mortels[3]), *tétanos, gangrène, coqueluche, pneumonie* (Talamon), lèpre.

Hémorragies (*sérum antihémorragique*), et en particulier *hémophilie* (*sérum antihémophilique*).

Mode d'administration : extra et intra.

A la suite d'avulsion dentaire, obturer l'alvéole à l'aide d'un tampon imbibé de sérum antidiphtérique et injection sous-cutanée simultanée de 20 centimètres cubes de sérum (Broca[4]).

Broca a pensé que la protection du sérum antidiphtérique contre les hémorragies des hémophiliques opérés levait toute hésitation d'opérer.

---

[1] DOPTER, NETTER, Discussion à la *Société médicale des hôpitaux*, 17 mai 1907.

[2] DARIER, Injections oculaires graves traitées par le sérum antidiphtérique (*Société d'ophtalmologie de Paris*, 2 juillet 1907).

[3] H.-F. GILETTE, Résultats malheureux du sérum antidiphtérique avec étude spéciale de ses relations avec l'asthme (*Therapeutic Gazette*, 15 mars 1909).

[4] BROCA, Traitement des hémorragies par les sérums chez les hémophiliques (*Société de chirurgie*, 13 mars 1907).

11.

Cependant, dans un cas rapporté par le professeur Dahlgren (d'Upsal), un malade, hémophilique familial, succomba d'hémorragie après une opération d'appendicite gangreneuse [1]. Il est vrai que le sérum fut appliqué tardivement, après qu'on eut injecté d'abord du lactate de chaux, tenté la compression, la cautérisation, qu'on eut administré la stypticine.

La conclusion qui se dégage, c'est d'injecter préventivement.

Goitre exophtalmique [2].

Érysipèle [3], *méningite cérébro-spinale* [4].

2° Sérum antidiphtérique antimicrobien (L. Martin [5]).

Principe de la méthode. — Au lieu de s'attaquer aux toxines produites par les bacilles diphtériques, on cherche à détruire les bacilles eux-mêmes.

Nature et mode de préparation. — Comme pour le sérum antidiphtérique antitoxique, on part d'une culture de bacille diphtérique; mais, au lieu de se débarrasser des microbes et de n'injecter que les toxines atténuées, on injecte la culture atténuée à dose minime, puis plus virulente.

---

[1] KARL DAHLGREN, *Beiträge zur klinischer Chirurgie,* 1909, vol. LXI, p. 445.

[2] BURKARD, Traitement du goitre exophtalmique par le sérum antidiphtérique (*Journal american medic. Association*, 3 nov. 1906)

[3] L. G. APOSTOLEANU, Le sérum antidiphtérique dans l'érysipèle (*Spitalul*, 1er février 1909).

[4] LEMOINE et GAEHLINGER, Un cas de méningite à méningocoque traité avec succès par les injections intrarachidiennes de sérum antidiphtérique (*Société médicale des hôpitaux*, 2 juillet 1909).

[5] L. MARTIN, *Annales de l'Institut Pasteur*, 1904.

Même préparation aseptique du sérum.

On le concentre jusqu'à dessiccation. On en fabrique des pastilles.

Doses. — Faire sucer, sans avaler, douze pastilles par jour, une par heure.

Supprimer tout lavage, tout gargarisme, qui diluerait le sérum et en entraverait l'action.

Pour les fosses nasales, insufflation de sérum desséché. Il y a intérêt à ce qu'il soit très finement pulvérisé.

Résultats. — Dans un délai maximum de cinq jours, disparition des bacilles diphtériques de la gorge (Dopter [1]). Rarement récidive.

Dans les fosses nasales (Lermoyez), résultats moins prompts et moins complets, par suite de la difficulté de bien tapisser la muqueuse avec la poudre.

SÉRUM ANTIDYSENTÉRIQUE [2].

Doses. — Dans le cas *d'intensité moyenne*, 20 à 30 centimètres cubes.

Dans les *cas graves*, *d'emblée*, doses de 40, 60 et 80 centimètres cubes, jusqu'à 100 centimètres cubes.

Au cas où les premières injections n'ont pas amené une réduction suffisante de la maladie,

---

[1] DOPTER, Action locale du sérum antidiphtérique (*Société médicale des hôpitaux*, 31 mars 1905).

[2] VAILLARD et DOPTER, La sérothérapie dans le traitement de la dysenterie bacillaire (*Académie de médecine*, 9 avril 1907). — DOPTER, Sérothérapie de la dysenterie bacillaire (*Congrès de médecine*, Paris, 1907, 9ᵉ session).

indication formelle de répéter les injections même tous les jours.

Résultat d'autant plus favorable qu'on a institué la méthode d'une façon précoce.

Même plus tardivement, on obtient encore des guérisons[1].

Il n'est jamais trop tard pour injecter le sérum.

Donc :

1° *Injecter le plus tôt possible.*

2° *Injecter des doses suffisantes.*

Effets. — Parfois dès les premières vingt-quatre heures, parfois aussi seulement après plus longtemps, cinq, dix ou quinze jours, les selles perdent leur nature dysentérique; la température revient vers la normale; diminution, puis cessation des douleurs abdominales.

Résultats. — Sur 243 cas (Vaillard et Dopter), dont 200 chez des adultes et des enfants et 43 chez des aliénés, sur les 200 premiers 10 morts, soit 5 p. 100; cependant 99 étaient très sérieusement atteints. Les aliénés ont fourni une statistique moins bonne. Du reste, bien des sujets n'ont pu être traités que tardivement, alors qu'ils étaient plongés dans l'adynamie profonde ou atteints de complications graves, bronchopneumonie, septicémie, péritonite hémorragique.

SÉRUM DYSENTÉRIQUE POLYVALENT.

Principe de la méthode. — Pour préparer le pré-

---

[1] F. WIDAL, VINCENT, VAILLARD, *Académie de médecine*, 9 avril 1907. Discussion.

cédent sérum, on utilise seulement le bacille de Shiga. Or, la flore bactérienne de la dysenterie comprend deux groupes de microorganismes, les bacilles du groupe de Shiga, ceux du groupe de Flexner.

Pour le sérum antidysentérique polyvalent, on part d'une culture de chacun des groupes[1].

Nature, mode d'administration du médicament. — Mêmes applications que pour le sérum monovalent.

Indication. — *Dysenterie bacillaire* en général, mais principalement des enfants, causée en majorité par les bacilles du groupe Flexner.

SÉRUM ANTIHÉMOGLOBINURIQUE [2].

Principe de la méthode. — Modifier la constitution sanguine par introduction d'un sérum antihémolysant.

Nature de la médication et préparation. — On prépare un sérum d'animal en injectant à celui-ci des doses massives de sérum humain en trois ou quatre injections à intervalles espacés. On recueille le sérum de l'animal avec les précautions habituelles.

Doses. — 25 centimètres cubes de sérum à la fois. Répéter toutes les quatre semaines.

Indications. — *Hémoglobinurie, hémorragies* diverses (Voy. *Sérum antidiphtérique*).

---

[1] P. Coyne et B. Auché, Sérum antidysentérique polyvalent (*Académie de médecine*, 2 octobre 1907).

[2] Widal et Rostaine, Sérum antihémoglobinurique (*Société de biologie*, 18-25 février, 4 mars 1905).

SÉRUM ANTIMÉNINGITITIQUE.

AUTOSEROTHÉRAPIE.

Nature du médicament. — Liquide céphalo-rachidien du malade.

Mode d'administration.—Injections sous-cutanées.

Dose. — 25 centimètres cubes (Radman[1]).

Indications. — *Méningites* à méningocoques, à diplocoques.

SÉRUM ANTIMÉNINGOCOCCIQUE.

Modes de préparation. — A. Sérum américain (de Flexner). — Immunisation de chevaux à l'aide de cultures tuées, puis vivantes, introduites d'abord sous la peau, puis dans les veines de l'animal. Quelques doses d'extrait autolytique sous la peau[2].

B. Sérum allemand (Kolle et Wassermann). — Immunisation de trois chevaux, l'un avec un méningocoque, l'autre avec cinq ou six échantillons du même germe, le troisième avec l'extrait autolytique.

Mélange des trois sérums.

Avec ce sérum, les résultats seraient moins brillants (Comby[3]).

---

[1] Radman, Emploi auto-sérothérapique du liquide céphalo-rachidien dans la méningite cérébro-spinale (*Münchner medizinische Wochenschrift*, 2 juillet 1907).

[2] Grysez, La méningite cérébro-spinale et son traitement par le sérum de Flexner (*Revue d'hygiène et de police sanitaire*, mars 1909).

[3] J. Comby, Traitement de la méningite cérébro-spinale par la sérothérapie (*Société médicale des hôpitaux*, 16 juillet 1909).

C. Sérum français (Dopter). — Immunisation de chevaux à l'aide de cultures vivantes seules sous la peau, puis dans les veines, sans emploi d'extrait.

Sérum à la fois antimicrobien et antitoxique.

Mode d'administration. — En injections intrarachidiennes; *injections sous-cutanées inactives.*

Ajouter des injections intraveineuses, si le méningocoque est dans le sang (Dopter).

Doses. — En moyenne 20 à 30 centimètres cubes, et 40 centimètres cubes chez l'adulte; chez les enfants de moins d'un an, 10 centimètres cubes; chez les enfants plus âgés, 10 à 20 centimètres cubes; mais on doit répéter chaque jour l'injection, même s'il y a, dès la première dose, effet manifeste, jusqu'à la cessation des symptômes. On a atteint les quantités de 300 et même de 600 centimètres cubes. Sérum tiédi de 38° à 40°.

Évacuer autant et même plus (Dopter) de *liquide céphalo-rachidien* que de sérum à injecter.

Injecter le plus tôt possible, même avant l'examen bactériologique, pour ne pas perdre un temps précieux, quoique le sérum ne soit efficace que contre la méningite à méningocoques de Weichselbaum.

Mais il n'est jamais trop tard pour faire l'injection.

Injecter lentement.

Après l'injection, bassin plus élevé que la tête.

Résultats. — Flexner obtient 33 p. 100, Kolle et Wassermann 18,2 p. 100. La mortalité s'abaisse même à 14,9 p. 100 (Netter[1]), au lieu de 50 et même 84 p. 100.

Avec le sérum français antimicrobien et anti-endotoxique, 10,32 p. 100 (mortalité rectifiée, Dopter[2]).

Action. — En outre de l'action antimicrobienne et antitoxique, le sérum antiméningococcique agit comme antiferment. Il paralyse le ferment protéolytique des polynucléaires[3].

Effets. — Atténuation des symptômes dans les vingt-quatre heures.

Éclaircissement du liquide céphalo-rachidien et retour à la normale[4].

Indication. — *Méningite cérébro-spinale à méningocoques*, à l'exclusion des méningites à streptocoques ou à pneumocoques[5].

---

[1] A. NETTER, Efficacité des injections intrarachidiennes de sérum antiméningococcique dans le traitement de la méningite cérébro-spinale suppurée (*Société médicale des hôpitaux*, 11 décembre 1908, 10 juillet 1909). — NETTER et DEBRÉ, Nouveaux cas de méningite cérébro-spinale traités par le sérum antiméningococcique (*Société médicale des hôpitaux*, 26 janvier 1909).

[2] CH. DOPTER, Les acquisitions récentes sur la méningite cérébro-spinale épidémique (épidémiologie, sérothérapie, diagnostic bactériologique) (*Rapport à l'Association française pour l'avancement des sciences*, 38ᵉ Congrès, Lille, 2-7 avril 1909).

[3] M. FIESSINGER et P.-L. MARIE, Ferment protéolytique des polynucléaires dans les méningites aiguës à méningocoques (*Société de biologie*, 5 juin 1909).

[4] A. NETTER et DEBRÉ, Apparition du sérum de cheval dans la circulation générale après injection intrarachidienne (*Société de biologie*, 10 juillet 1909). — A. NETTER, Éruptions bénignes après injections intrarachidiennes de sérum antiméningococcique (*Société de biologie*, 12 juin 1909).

[5] SALEBERT, Méningite cérébro-spinale traitée par le sérum antiméningococcique, guérison. Anaphylaxie (*Société médicale*

SERUM ANTINEPHRETIQUE HUMAIN.

Principe de la méthode. — Le sang des néphré-
tiques contient une toxine. Cette toxine doit,
comme les toxines en général, appartenir à cette
classe d'albuminoïdes qui peuvent résister une
demi-heure à un chauffage à 55°-60°.

Si on injecte le sérum du néphrétique ainsi
chauffé, faisant office d'antigène, à un lapin, dans la
cavité péritonéale ou dans la veine de l'oreille, on
provoquera la formation d'anticorps chez l'animal,
d'où fabrication d'antisérum.

Pour qu'agissent les anticorps, il faut la présence
d'un complément ; le sang du néphrétique en a été
privé par le chauffage ; il faudra injecter au
néphrétique avec l'antisérum du sérum normal[1].

Nature du médicament, mode de préparation. —
Saignée de 50 à 60 centimètres cubes, faite au
malade atteint de néphrite. Laisser reposer, prélever le sérum. Chauffer à plusieurs reprises
à 58°.

Injecter à un lapin vigoureux une ou deux fois
tous les huit jours, en augmentant progressivement la dose.

Après huit à dix injections, recueillir le sang du
lapin, séparer le sérum, l'additionner de 0,5 p. 100
d'acide phénique.

---

des hôpitaux, 10 juillet 1909). — FOLLET et BOURDINIÈRE, Traitement de la méningite cérébro-spinale par le sérum de Dopter
(Société médicale des hôpitaux, 7 mai 1909).

[1] L. CASPER et C.-S. ENGEL, Sur un essai de sérothérapie des
néphrites chroniques (Berliner klin. Wochenschrift, 12 octobre
1908).

Doses, mode d'administration. — Injecter par petites doses fractionnées au malade, jusqu'à la cessation des phénomènes de réaction.

A ce moment, injecter du sérum normal.

Action. — Préservation des parties saines, arrêt des parties morbides.

Résultats. — Continuation de l'excrétion d'albumine et de cylindres, mais état général bon.

Indication. — *Néphrites*.

SÉRUM ANTINÉPHRÉTIQUE, ANTI-URÉMIQUE.

Principe de la méthode. — Recueillir au sortir du rein le sérum renfermant ainsi la sécrétion interne de l'organe [1].

Nature et mode de préparation du médicament. — Sérum du sang de la veine rénale de la chèvre, d'un sujet *jeune*, après ligature de l'embouchure de cette veine dans la veine cave inférieure, pour éviter d'aspirer le sang de ce vaisseau.

Le sérum de la chèvre semble préférable à celui du chien par sa moindre toxicité et son pouvoir leucolytique moindre.

Dose. — 10, 15 à 20 centimètres cubes, selon l'âge et les conditions, à répéter tous les trois jours environ ou même plus souvent; prolonger selon les besoins.

---

[1] J. Teissier, Nouvelles recherches sur la sérothérapie des néphrites (*Académie de médecine*, 7 octobre 1908). — Van Bogaert (d'Anvers), La sérothérapie rénale dans les néphrites (*Le Scalpel*, 27 décembre 1908).

Mode d'administration. — Injections sous-cutanées, sous la peau de l'abdomen de préférence, ou la région lombo-dorsale.

Action. — Les parties de tissu rénal non encore lésées seraient garanties du processus morbide.

Effets. — Diurèse, même polyurie; amélioration et retour à la normale du coefficient urotoxique; rétrocession des symptômes urémiques, décroissance de l'albuminurie et de la cylindrurie, amélioration de la perméabilité rénale.

Indications. — Toutes les *néphrites, accidents urémiques*, sauf la dégénérescence amyloïde.

SÉRUM ANTIPESTEUX (Yersin).

Nature du médicament, préparation. — 1º Culture du bacille pesteux en sac de collodion dans le péritoine des cobayes.

2º Ensemencement dans la gélatine à 0,5 p. 100 (Roux).

3º Injection de la culture d'abord stérilisée, puis virulente, aux chevaux, à plusieurs reprises, après réaction fébrile. Environ 10 injections.

4º Prise de sérum au bout d'un an; plus tôt, il n'est que préventif et non curatif.

On peut commencer par des cultures virulentes mais faibles, et fournir un sérum plus rapidement[1].

Mode d'administration. — Injections sous-cutanées.

---

[1] FIGUEIREDO VASCONCELLOS, Le sérum antipesteux (*Memorias de Instituto Oswaldo Cruz*, t. I, fasc. I. Rio de Janeiro, avril 1909).

Doses. — *Préventif :* 10 centimètres cubes tous les dix jours.

Curatif : 20 à 30 centimètres cubes d'un coup. Renouveler jusqu'à effet.

Injecter le plus tôt possible.

Effets. — Disparition de la fièvre, diminution des ganglions.

Guérison : 70 p. 100.

Indication. — *Peste.*

SERUM ANTIPLEURÉTIQUE [1].

AUTOSEROTHÉRAPIE PLEURÉTIQUE (Gilbert, de Genève; Fede, Nasetti).

Principe de la méthode. — Provoquer, par l'injection des antigènes contenus dans le liquide (produits antitoxiques et bactéricides), la production d'anticorps.

Nature du médicament. — Le liquide même de l'épanchement.

Mode d'administration. — **Technique.** — Après antisepsie de la peau, ponction aspiratrice de 1 centimètre cube environ à 2 centimètres cubes.

Retirez l'aiguille jusqu'à ce qu'elle soit au niveau du tissu cellulaire sous-cutané.

Dans ce tissu cellulaire, injecter le liquide aspiré avant de retirer définitivement l'aiguille.

Répéter tous les deux jours, une à trois fois, au besoin cinq à six fois.

---

[1] SCHNUTGEN, L'autosérothérapie dans la pleurésie fibrineuse (*Berliner klinische Wochenschrift*, 18 janvier 1909, p. 97).

Effets. — D'abord élévation ·thermique, puis abaissement.

Résorption des épanchements activée, plus manifeste que la ponction évacuatrice.

Diminution de poids correspondante, puis élévation à la convalescence.

Diurèse.

Diminution de la dyspnée.

Action. — Production d'*antisérose* [1].

Indications. — *Pleurésies sérofibrineuses* variées, même tuberculeuses (mais non suppurées), de préférence aux pleurésies hémorragiques ou histologiquement hémorragiques et aux hydrothorax.

Contre-indication. — *Pleurésies purulentes.*

SERUM ANTIPNEUMONIQUE.

Nature de l'agent thérapeutique. — A) Sérum d'animal préalablement immunisé. — B) Sérum de convalescent pneumonique.

A. Sérothérapie animale.

Nature de l'agent thérapeutique, préparation. — La pneumotoxine (Foa, G. et F. Klemperer), obtenue par la précipitation des cultures à l'aide de sulfhydrate d'ammoniaque ou d'alcool absolu, injectée en solution à petites doses et modifiée par la chaleur, produit presque sans réaction l'immunité chez les lapins.

Même résultat par des inoculations répétées du

---

[1] Marcou, L'autosérothérapie pour activer la résorption des épanchements pleuraux (*Presse médicale*, 4 septembre 1909).

virus atténué vieux ou de faibles doses de virus fort (Römer [1]).

Les produits antitoxiques ne se développent qu'après quelque temps.

On peut utiliser aussi (Lava) des extraits glycérinés d'organes d'animaux immunisés.

Mode d'administration. — Injection sous-cutanée.

Dose. — 4 à 9 centimètres cubes de sérum de sang de lapin immunisé ou d'extrait de viscères, ou 4 à 5 centimètres cubes de sérum de chien dans les mêmes conditions.

Répéter quotidiennement.

Effets. — A. *Locaux.* — Presque nuls.

B. *Généraux.* — Diminution du pouls.

Résolution hâtive [1].

B. **Sérothérapie humaine** (Audeoud).

Nature de l'agent thérapeutique, préparation. — Il s'agit plutôt d'hémothérapie. Sang extrait de la veine, au pli du coude, chez un convalescent.

Mode d'administration. — Injection sous-cutanée (cuisse) ou transfusion directe (Audeoud).

Dose. — 2 à 3 centimètres cubes.

Effets. — Crise pneumonique au bout de treize à quinze heures, chute définitive de la température.

SÉRUM ANTIRABIQUE.

Mode de préparation. — Sur des moutons, chaque

---

[1] Beco, Recherches sur la fréquence de la septicémie pneumococcique et sur la valeur du traitement par le sérum antistreptococcique de Römer dans la pneumonie lobaire franche (*Académie royale de médecine de Belgique*, 29 mai 1909).

semaine injection intraveineuse d'une certaine quantité d'émulsion filtrée d'encéphale de lapin rabique. On peut obtenir un sérum plus actif (A. Marie[1]) en forçant les doses d'émulsion et en rapprochant les inoculations. On prépare ainsi un sérum dont 1 centimètre cube neutralise jusqu'à 40 fois son volume d'émulsion virulente centésimale. Les moutons ainsi préparés avaient reçu de 20 à 50 encéphales de lapins rabiques.

Mode d'action et effets. — Ce sérum renforcé n'a pas de pouvoir névrotoxique pour le lapin.

Administré seul aux animaux, action préventive retardante sur l'évolution de la rage.

SÉRUM ANTIRHUMATISMAL (G. Rosenthal[2]).

Nature du médicament. — Sérum de cheval immunisé contre la bactérie anaérobie de l'hémobioculture.

Mode d'administration. — Injections sous-cutanées.

Dose. — 5 à 20 centimètres cubes.

Effets. — Action limitée au rhumatisme articulaire aigu franc généralisé, nulle sur les pseudo-rhumatismes infectieux.

Action sur les *phénomènes articulaires*, sur les

---

[1] A. MARIE, De l'activité des sérums antirabiques (*Société de biologie*, 2 février 1907).

[2] GEORGES ROSENTHAL, Premiers essais de sérothérapie et de vaccination antirhumatismales, modifications apportées à l'évolution du rhumatisme articulaire aigu par le sérum de chevaux immunisés contre la bactérie anaérobie de l'hémobioculture (sérum R), le wrigthvaccin du rhumatisme (*Société de l'internat des hôpitaux de Paris*, juillet 1909).

manifestations viscérales nerveuses (rhumatisme cérébral, chorée), rénales.

Souvent arrêt du processus fébrile.

Indication. — *Rhumatisme* articulaire aigu.

SERUM ANTISPLÉNOMÉGALIQUE [1].

Mode d'administration. — Injection sous-cutanée.

Dose. — 5 à 10 centimètres cubes tous les huit jours.

Effets. — 1º *Généraux.* — Retour de l'appétit, des forces, diurèse, modification de l'anémie et de la cachexie.

2º *Locaux.* — Retour de la rate à sa dimension normale.

Indications. — *Splénomégalie* en général, cachexie splénomégalique, impaludisme.

SÉRUM ANTISTAPHYLOCOCCIQUE (Capman).

Préparation. — Injections aux animaux de toxine staphylococcique ou leucocytine (Van der Velde).

Mode d'action. — Il empêche la leucocytine d'altérer les leucocytes.

Indications. — Toutes les *affections à staphylocoques*.

SERUM ANTISTREPTOCOCCIQUE.

Nature de l'agent médicamenteux. — Sérum d'animaux : chevaux, ânes, préalablement immunisés

---

[1] Bertholon et Ducloux (Tunis), Traitement de la splénomégalie et de la cachexie des pays chauds par la sérothérapie (*XVIe Congrès international de médecine*, Budapest, 29 août-7 sept. 1909).

par des inoculations de cultures virulentes de streptocoque.

Dose. — Chez l'adulte, de 10 (Marmorek) à 20, à
60 centimètres cubes (H. Roger, Charrin), et chez
l'enfant 5 centimètres cubes.

Mode d'action. — Action sur le microbe (H. Roger),
action atténuante ou empêchante, suivant la dose
et les conditions du moment.

Effets. — Arrêt des affections à streptocoques;
l'*action préventive* serait plus *manifeste*.

Baisse de la température.

Amendement des autres symptômes généraux.

Rétrocession des lésions locales.

Indications. — Toutes les *infections à streptocoques*, et en particulier *fièvre puerpérale*, *érysipèle*
des adultes, *érysipèle* des nouveau-nés, *angines
pseudo-membraneuses à streptocoques*.

Cancer, principalement en injections dans le
néoplasme même (Emmerich).

Charbon (chez les cochons d'Inde).

Lupus, *tuberculose*, *morve*, *syphilis*.

Complications de la *rougeole*, de la *scarlatine*.

SERUM ANTISYPHILITIQUE.

A. **Sérothérapie animale** (P. Tommasoli).

Principe de la méthode. — Rendre réfractaire par
le sang d'un animal réfractaire.

Nature de l'agent médicamenteux. — Sang d'agneau,
de veau, de chien ou de lapin, dont on recueille
aseptiquement le sérum.

Mode d'administration. — Voie sous-cutanée.

Lieu d'élection. — A la fesse.

Dose. — Injections renouvelées, mais espacées, de 2 à 8 centimètres cubes chacune, parfois tous les jours, ou bien tous les deux ou trois jours.

Effets. — A. *Généraux.* — Après l'injection, *ascension* thermique jusqu'à 40°, de courte durée, parfois simulant l'influenza.

Signes de dépression, avec sensation de faiblesse, pâleur de la face ou shock.

B. *Locaux.* — Localement, un peu d'induration. Éruptions ortiées.

Résultats. — Les accidents syphilitiques s'amenderaient et disparaîtraient rapidement (Tommasoli, Ed. Cottorel), sans qu'on adjoigne aucun autre médicament, ni mercure, ni iodure. La guérison serait durable. La méthode a été contestée (Kulmann, Mazza).

B. **Sérothérapie humaine ou syphilotoxique** (Pellizari).

Principe de la méthode. — Le sérum provenant du sang d'un syphilitique est supposé bactéricide.

Nature de l'agent médicamenteux. — Sang de sujets syphilitiques, dont on prend le sérum (Pellizari).

Autre procédé : faire passer ce sérum par un animal, dont on extrait du sang et du sérum (Mazza). Cette manière de faire combine les deux méthodes de sérothérapie (Ch. Richet).

On fait l'injection huit jours après l'inoculation du chien.

Dose. — Injections répétées tous les trois jours, puis tous les jours, à la dose d'un demi à 1 centimètre cube chaque fois.

Effets, résultats. — Encore à l'étude.

SÉRUM ANTISYPHILITIQUE DE QUÉRY.

Principe de la méthode. — D'après les recherches personnelles de Quéry [1], le tréponème pâle ne serait pas la forme primordiale de l'agent spécifique de la syphilis. Cet agent pathogène serait un bâtonnet qui se reproduit par sporulation, et dont le spirille de Schaudinn et Hoffmann n'est qu'une forme d'involution. Des résultats analogues à ceux obtenus par Quéry ont été publiés par Leuriaux et Geest, Bertarelli et Volpino, Benda, Krzyzstalowicz et Siedlecki.

Pour obtenir un sérum immunisant, c'est donc de ce bâtonnet que part Quéry.

Nature de l'agent thérapeutique et mode de préparation. — Le singe sert d'animal de préparation.

Au lieu d'atténuer ces bouillons de culture au moyen d'un agent chimique quelconque, Quéry commence par injecter des doses minimes de bouillon simplement filtré à la bougie de porcelaine, et arrive progressivement à injecter des doses de plus en plus fortes, proportionnellement au volume de l'animal en expérience.

Au début, on utilise des cultures anciennes, moins virulentes ; on termine en injectant des

---

[1] QUÉRY, Sur le microbe de la syphilis (*Société de biologie*, 9 mars 1907).

bouillons à peine âgés de quarante-huit ou de vingt-quatre heures, c'est-à-dire très virulents.

Pendant toute la préparation, on surveille l'animal injecté et on continue à le surveiller pendant un mois. On le suralimente. Après ce temps, on le saigne à blanc, au niveau de la carotide gauche, avec toutes les précautions d'absolue antisepsie. Le sang recueilli au moyen d'un fin trocart, dans un flacon stérilisé, le sérum se sépare, dans les vingt-quatre heures, du coagulum; on le recueille au moyen d'une pipette Chamberland stérilisée; on l'introduit par le vide dans des ampoules d'un centimètre cube, également stérilisées au préalable, et scellées ensuite à la lampe pour être employées au moment du besoin.

Ainsi préparé, absolument pur, tel que le fournit la carotide de l'animal, sans addition d'aucun produit conservateur, non plus que d'aucun autre agent thérapeutique, c'est un liquide limpide, légèrement opalescent, jaune-citron, très fluide, se troublant à partir de 45° et se coagulant complètement entre 75° et 80°.

Certaines variétés de singes fournissent un sérum plus actif que certaines autres variétés.

Mode d'administration. Doses. — *Injections hypodermiques* : elles se pratiquent *quotidiennement* à la dose de 1 centimètre cube jusqu'à 5 centimètres cubes et 10 centimètres cubes.

On peut les renouveler jusqu'à vingt-cinq fois.

Effets. — A. *Locaux.* — Parfois un peu d'érythème et des démangeaisons, qui ne se prolongent pas au delà de vingt-quatre heures en général.

B. *Généraux*. — Modification profonde de la courbe d'élimination des éléments normaux de l'urine (H. Hallopeau [1]). Déperdition en matières minérales, et en phosphates en particulier, diminuée.

Résultats. — Sur vingt malades traités par Hallopeau, améliorations indiquant en toute évidence une action sur l'évolution de la syphilis.

Mode d'action. — D'après Quéry, action spécifique ; pour H. Hallopeau, « les troubles apportés par ces injections dans la crase sanguine font de l'organisme un milieu de culture moins favorable au développement du parasite et amènent ainsi l'atténuation de ses manifestations ».

Pratiquement, Hallopeau conseille d'associer cette médication nouvelle avec le traitement spécifique ancien, mercure et iodure, ainsi que le traitement plus récent à l'atoxyl, pour « faire flèche de tout bois ».

SERUM ANTITETANIQUE.

Nature de l'agent thérapeutique. Préparation. — 1º Culture tétanique filtrée contenant le poison tétanique.

2º Pour obtenir un animal immunisé, on choisit la poule, espèce réfractaire, et on lui inocule de fortes doses de poison tétanique, ou bien on prend des animaux non réfractaires qu'on immunise par

---

[1] H. HALLOPEAU, Sur le sérum de Quéry et son emploi dans le traitement de la syphilis (*Comptes rendus de la Société de biologie*, 21 décembre 1907).

des injections progressives de poison tétanique mélangé au trichlorure d'iode ou à la solution de Gram, à raison de 5 de poison pour 1 de solution.

Mode d'administration. — Injection sous-cutanée, injection intraveineuse, injection intrarachidienne et même intracranienne (Demoulin, Delbet).

Dose. — A. Préventif, 10 centimètres cubes. B. Curatif (?), 50 et 100 centimètres cubes.

Effets. — Jusqu'ici, *action préventive* seulement, dont certains même discutent la valeur réelle, faute de critérium (Reynier[1]), mais qui semblerait cependant jugée assez favorablement à l'aide des statistiques (Bazy, Demoulin); *action curative* plus problématique, mais cependant envisagée comme réelle d'après certains faits (Guinard[2], Martin[3]).

Toutefois, on doit noter que depuis l'usage prophylactique du sérum antitétanique dans la pratique vétérinaire, le tétanos a disparu de celle-ci.

Indications. — *Tétanos*, mais il faut agir *le plus tôt possible*. Comme préventif dans les *plaies souillées* par des chevaux.

Étant donné le doute qui plane sur l'efficacité, tant prophylactique que curative, du sérum antitétanique, il faut, dès l'apparition du moindre

---

[1] *Société de chirurgie*, discussion, 16 avril et 17 juillet 1907.
[2] GUINARD, *Société de chirurgie*, 9 avril 1907.
[3] L. MARTIN et H. DARRÉ, Un cas de tétanos subaigu traité par les injections intraveineuses de sérum. Guérison (*Société médicale des hôpitaux*, 25 juin 1909).

signe, même fruste, de tétanos, joindre aux injections dont on continue la pratique l'administration de l'*hydrate de chloral à haute dose*, c'est-à-dire 12 à 18 grammes, au moins (Reynier), avec en plus isolement loin du bruit et de la lumière.

Au sujet de l'action du sérum antitétanique, Delbet[1] a fait une, remarque importante, qui est la suivante : le sérum antitétanique appartient à la catégorie des sérums antitoxiques ; il neutralise l'action de la toxine sur le système nerveux, mais il laisse persister le bacille tétanique. Cette neutralisation de la toxine ne s'exerce pas au delà d'une huitaine à une dizaine de jours, grand maximum.

La protection ne dure donc que pendant ces dix jours au plus. D'où la conclusion de Delbet de *répéter les injections tous les huit jours* jusqu'à cicatrisation complète de la plaie. Même conclusion de Vincent[2].

SÉRO-LACTOTHERAPIE ANTISPASMODIQUE.

Principe de la méthode. — Faire passer dans le lait (femme, chèvre, vache) les principes que l'on veut utiliser en thérapeutique.

On comprend combien largement peut s'ouvrir ce chapitre.

On a déjà prescrit des laits phosphatés, iodés, arsenicaux, ferrugineux, mercuriels ; on peut en

---

[1] DELBET, Suite de la discussion sur le tétanos (*Société de chirurgie*, 24 avril 1907).

[2] VINCENT, L'étiologie du tétanos et sa prophylaxie (*Académie de médecine*, 15 octobre 1907).

imaginer d'autres, que la pratique a plus ou moins retenus.

Plus récemment, on a songé à faire passer dans le lait les principes actifs de certains sérums.

Lactothérapie anticoquelucheuse et antispasmodique.

Principe de la méthode. — Après avoir traité des enfants atteints de coqueluche par des injections de 10 centimètres cubes de *sérum antitétanique* avec un certain succès, M. Bloch[1] guérit assez rapidement deux jumeaux au sein par l'inoculation du même sérum à la mère, sans injection aux enfants.

D'où l'idée d'obtenir un lait thérapeutique.

Nature et mode de préparation. — Injecter à des chèvres ou à des vaches 10 centimètres cubes de sérum antitétanique.

Administration. — Donner le lait des animaux préparés ainsi comme alimentation ordinaire, mais, pour éviter l'accoutumance, faire des intermittences.

Dose. — 200, 300 à 500 grammes par jour, selon l'âge.

Effets. — Le sérum antitétanique et le lait des femelles animales injectées avec ce sérum agit comme antispasmodique, en même temps que comme spécifique, contre l'infection tétanique.

Résultats. — Dans la coqueluche, atténuation rapide des quintes. De même dans d'autres affections spasmodiques.

Indications. — *Coqueluche* principalement, mais

---

[1] MAURICE BLOCH, *Société de biologie*, 1908.

aussi *spasme de la glotte, asthme, hémiplégie spas-modique.*

SERUM ET LAIT ANTITHYROÏDIEN.

Principe de la méthode. — Elle paraît résulter des faits suivants :

1º Il existe un réel antagonisme entre le myxœ-dème et le goitre exophtalmique.

2º Une toxine existant dans le myxœdème aurait son antitoxine en excès dans le goitre exophtalmique ; on a donc cherché un traitement physiologique et pathogénique dans ce sens.

Mode de préparation et nature de la médication. — On prépare des animaux : mouton, chèvre, auxquels on enlève le corps thyroïde.

Six semaines environ après l'opération, on prélève du sérum, soit en nature, soit mélangé à de la glycérine (Carrion).

Ou bien on administre le lait de l'animal soit en nature, soit desséché et mélangé à du sucre de lait par parties égales.

Dose. — Sérum antithyroïdien, $0^{cc},6$ à 5 centimètres cubes par jour, en ingestion.

Indication. — *Goitre exophtalmique.*

SERUMS ANTITUBERCULEUX.

A. Sérum naturel d'animal.

Principe de la méthode. — Par l'injection de sang ou de sérum d'animaux généralement réfractaires à la tuberculose, faire passer cet état réfractaire chez le malade.

Nature de l'agent médicamenteux. — Sang de

chèvre (S. Bernheim), de chien (Richet et Héricourt), ou sérum.

Mode d'administration. — Injections sous-cutanées (sérum) ou profondes (sang).

B. **Sérum antituberculeux du Dr Viguier de Maillane** (de Nîmes).

Principe de la méthode. — 1° La tuberculisation des poules par ingestion de produits tuberculeux, crachats ou autres, apparaît comme négative (Straus et Wurtz, Nocard). L'inoculation même n'y réussit pas. Les poules ainsi inoculées par le Dr Viguier[1], pendant plus de deux mois, avec 1 centimètre cube de cultures de bacilles excessivement virulents et à cinq, six et huit reprises différentes et de huit en huit jours, restèrent réfractaires, résultat confirmé par l'autopsie des animaux.

2° Dans le sérum de poule, la culture de bacille de Koch ne pousse pas.

De là l'application thérapeutique.

Nature de l'agent médicamenteux. — Sérum de poule.

Dose. — 5 à 10 centimètres cubes.

Mode d'administration. — Injections intramusculaires pratiquées à la région dorsale inférieure ou à la région fessière.

Effets. — *Locaux.* — Peu intenses.

Généraux. — Réaction thermique, soit poussée fébrile, soit abaissement thermique momentané.

---

[1] H. VIGUIER DE MAILLANE (de Nîmes), Rapport sur les Mémoires présentés à la Commission de la tuberculose par le Dr HÉRARD (*Académie de médecine*, 22 janvier 1907).

Pas de réaction du côté du poumon.

Résultats. — Amélioration de l'état général, diminution de la toux, des sueurs, de l'insomnie.

C. Sérum d'animal rendu réfractaire.

Nature de l'agent médicamenteux. — A un animal : chien, âne, cheval (Marigliano), on injecte les substances toxiques retirées des cultures pures de tuberculose humaine.

Mode d'administration. — Voie sous-cutanée.

D. Sérum humain.

Principe de la méthode. — On emprunte (Bloch) le sang à un congénère du malade, indemne de tuberculose, y semblant réfractaire, non syphilitique, et autant que possible arthritique.

E. Sérum tuberculiné (Boinet, de Marseille).

Principe de la méthode. — Rendre l'organisme réfractaire à l'aide d'un sérum modifié par les produits solubles du microbe.

Nature de l'agent. Préparation. — Sur une chèvre bien portante, injections sous-cutanées de tuberculine ; la réaction passée, on prélève du sang dont on tire le sérum.

Mode d'administration. — Injections sous-cutanées.

F. Sérum et vaccin antituberculeux (A. Marmorek).

Nature de l'agent thérapeutique. — Au lieu de partir de la tuberculine, qui ne serait que la toxine préparatoire, on part de la *tuberculine-réaction*, obtenue par culture de bacilles primitifs sur sérum leuco-

toxique du veau et de bouillon de foie glycériné.
On immunise les animaux et on prend leur sérum.

Pour le vaccin, on ajoute au sérum antituberculeux des bacilles traités par le sérum leucotoxique et chauffés.

Mode d'administration. Dose. — Injections sous-cutanées à 5, 10, 15 centimètres cubes; même dose par la voie rectale (G. Petit[1]); on continue pendant trois semaines, et on arrête une semaine. On reprend ensuite de même.

Indications. — *Tuberculose* sous toutes les formes, tuberculoses locales, tuberculoses laryngées [2].

G. Sérum de Lannelongue, Achard et Gaillard.

Nature. — Sérum d'âne immunisé progressivement par des injections de cultures.

Doses. — 5 et 10 centimètres cubes tous les deux jours, 500 à 1000 centimètres cubes en six à douze mois (G. Kuss).

Effets. — Petits accidents locaux. — Œdème localisé, gonflement ganglionnaire, érythème local, par exception généralisé plus ou moins, accompagnés dans les vingt-quatre heures de douleurs locales, de malaises, d'élévation thermique modérée.

Ces accidents :

---

[1] Petit, Le sérum antituberculeux de Marmorek (*Société internationale de la tuberculose*, 8 mars 1907). — Ch. Monod, Sur le sérum antituberculeux de Marmorek (*Académie de médecine*, 14 janvier 1909).

[2] G.-A. Weil, Les effets du sérum antituberculeux de Marmorek dans la tuberculose laryngée (*Société de laryngologie, d'otologie et de rhinologie de Paris*, 8 novembre 1907).

1º Ne sont pas en relation avec la gravité de la tuberculose du sujet (G. Kuss);

2º Sont plutôt imputables aux modifications du sérum provoquées chez l'animal par l'injection de la toxine tuberculeuse (nature des anticorps formés, période de réaction), d'où toxicité spéciale;

3º Sont en rapport avec de très grandes différences individuelles en face du sérum;

4º Anaphylaxie parfois dans les accidents progressifs, mais non dans les subits.

SERUM ANTITYPHOÏDIQUE, SÉRUM ANTITYPHIQUE.

Principe de la méthode. — Produire un état réfractaire au bacille typhique ou neutraliser ses produits.

Nature de l'agent thérapeutique. — Sérum d'animal inoculé avec des cultures typhiques.

A. Sérum de Chantemesse [1].

Préparation du sérum. — En deux temps : 1º culture en milieu liquide du bacille d'Eberth, à virulence exaltée (Chantemesse), dans un milieu spécial, macération à froid de rate et de moelle osseuse additionnées d'une petite quantité de sang défibriné; 2º inoculations fractionnées, soit avec une culture de virulence moyenne d'un animal : mouton (Peiper), chien (F. Klemperer et E. Lévy); soit de la toxine obtenue par filtration, cheval (Chantemesse).

---

[1] CHANTEMESSE, Sérothérapie de la fièvre typhoïde (opsonisation antityphoïde) (*XIVᵉ Congrès international d'hygiène et démographie*, Berlin, septembre 1907).

La méthode actuelle (1907) de Chantemesse consiste, après avoir obtenu la culture en voile dans du bouillon de rate de bœuf avec large contact de l'oxygène, à recueillir au bout de sept jours la toxine fabriquée qui s'élabore au-dessous de la culture avec le liquide de culture, à centrifuger après chauffage à 55°.

On injecte aux chevaux pendant très longtemps, alternativement dans les veines, une émulsion de bacille typhique, et de la toxine typhoïde soluble sous la peau. Les injections sont espacées, car il se produit à la suite une forte réaction.

Le meilleur sérum provient de chevaux en voie d'immunisation depuis plusieurs années.

Il peut se conserver longtemps à l'abri de la lumière et de l'oxygène.

Une fois l'animal préparé, quand il ne réagit plus à une nouvelle injection, c'est au bout de vingt jours que le sérum qu'on en tire a son plus grand pouvoir préventif.

B. Sérum de Meyer et Bergell.

Un sérum antityphique a été préparé par Meyer et Bergell[1] (de Berlin). Ces auteurs retirent les bacilles typhiques d'une culture additionnée d'acide chlorhydrique et les laissent macérer pendant vingt-quatre heures, puis filtrent. Le filtrat n'a plus les propriétés toxiques qu'il montrait lorsque la culture de bacille d'Eberth avait été effectuée sans addition d'acide chlorhydrique.

---

[1] MEYER et BERGELL, Sérum antityphique (*XXIV* Congrès *allemand de médecine*, Wiesbaden, 15-18 avril 1907).

C. Sérum antityphique de Rodet et Lagriffoul [1].

Préparation. — Immunisation d'animaux à l'aide d'injections de cultures de bacilles vivants, vieillies et chauffées, puis additionnées d'un complément neuf.

Mode d'action. — Action bactéricide déjà à l'état frais ; mais pas d'une façon constante, comme lorsqu'il est vieilli.

Préventif dans les expériences chez les animaux.

Dans le sérum se développent à la fois une antitoxine utile et une substance empêchante nuisible.

On peut éviter l'inconvénient de cette dernière, en calculant la quantité de sérum à injecter.

Mode d'administration. — Injections sous-cutanées.

Dose. — Avec le sérum de Meyer et Bergell, quotidiennement 20 centimètres cubes de sérum de chien ou de cheval immunisé suffisent comme dose habituelle.

Plus le malade est malade et plus faible doit être la dose du sérum injecté (Chantemesse).

La durée de l'action du sérum est d'environ dix jours. On répétera l'injection après ce temps.

Le sérum agit surtout en exaltant la phagocytose. On en trouve la preuve par l'établissement de l'index opsonique. La destruction des bacilles

---

[1] RODET et LAGRIFFOUL, Sérum antityphique (*Congrès français de médecine*, 9ᵉ session, octobre 1907, Paris).

typhiques met en circulation une abondance plus ou moins forte de substances pyrétogènes. C'est donc la méthode opsonique qui doit guider dans la fixation de chaque dose.

Injecter le plus tôt possible.

Avec le sérum de Chantemesse, la quantité varie selon le temps de préparation du cheval : quelques gouttes avec des animaux préparés depuis des années.

Mode d'action. — Neutralisation du poison typhique ou stimulation des éléments anatomiques.

Effets. — A. *Locaux.* — A la seconde injection, il se forme un peu de tuméfaction locale, mais pas à la première.

B. *Généraux.* — A partir du troisième jour après le début des injections, on verrait se produire une rémission matinale de la fièvre. Vers le deuxième ou le troisième septénaire, la température redeviendrait normale.

On n'aurait pas encore noté d'érythème, ni d'albuminurie.

Résultats. — La mortalité étant de 17 p. 100 dans les services hospitaliers qui n'emploient pas le sérum antityphique, tombe à 4,5 p. 100 dans les salles où le sérum fait partie du traitement (Chantemesse).

Le reste du traitement, bains froids à 24° ou 30°.

Indications. — *Fièvre typhoïde.*

SERUM ANTIURINEUX OU ANTICOLIBACILLAIRE (Albarran-Mosny).

Sérum d'animaux vaccinés contre le *Bacterium coli*.

Indication. — *Infections urinaires*.

SÉRUM ANTIVARIOLIQUE.

Principe de la méthode. — Théoriquement, comme déjà l'avaient montré Maurice Raynaud et George M. Sternberg, la possibilité de cette immunisation par le sérum est réelle.

Nature de l'agent médicamenteux. — Sur un veau vacciné, après la fin de tous les phénomènes locaux, on prélève par une saignée 1 litre de sang, qu'on laisse reposer pour en retirer le sérum.

Ce sérum, filtré, privé de tout élément cellulaire, est capable, à la dose de 2 centimètres cubes, de rendre inerte 1 centimètre cube de lymphe vaccinale, comme on peut s'en assurer par des inoculations sur les animaux.

Mode d'administration. — Injections sous-cutanées.

Dose. — 15 à 30 centimètres cubes, selon l'intensité de l'éruption variolique.

Indications. — *Variole*.

SÉRUM ANTIVENIMEUX (Calmette).

Principe de la méthode. — L'immunité envers les morsures de serpents s'obtiendrait par l'emploi du sang de l'animal dangereux. Ce serait le moyen même par lequel chaque reptile venimeux est préservé contre sa propre morsure ou celle de ses congénères (Phisalix).

Nature de l'agent thérapeutique. — On utilise le sang du serpent en nature ou seulement le sérum.

Mode d'administration. — L'injection sous-cutanée est le mode d'emploi préféré (Fraser).

Toutefois la friction sur la peau de l'homme avec la peau d'un serpent récemment tué serait suffisante à protéger contre les accidents, d'après les faits recueillis aux Indes orientales (Stokvis).

Dose. — A. *Prophylactique.* — On injecte des doses fractionnées.

B. *Curative.* — 20 centimètres cubes autour de la morsure après ligature du membre.

Mode d'action. — Il y aurait plutôt action chimique que physiologique.

Effets. — A. *Locaux.* — Ceux des injections sous-cutanées de sérum.

B. *Généraux.* — Quelquefois réaction fébrile.

Le sujet est immunisé non seulement contre le venin du reptile avec le sang duquel on l'a injecté, mais contre le venin des autres serpents.

Indications. — Avant ou après les *morsures de serpent*, on peut employer la méthode.

SERUM DU RHUME DES FOINS ET DE L'ASTHME [1].

Principe de la méthode. — La fièvre des foins proviendrait de l'irritation de la muqueuse nasale par le pollen, qui contiendrait une toxalbumine irritante (Dunbar).

---

[1] L. BILLARD et L. MALLET, Sérothérapie contre le rhume des foins et l'asthme (*Gazette des hôpitaux*, 6 mai 1909).

Nature du médicament. — Sérum provenant d'animaux (canards) qui ont reçu dans le péritoine des pollens et des poussières végétales variés.

Mode d'administration. — Instillation dans les fosses nasales.

Résultats. — Prévient les crises.

Échecs. — Inefficacité, si la crise tient à un pollen non injecté aux animaux.

Il y aurait une spécificité.

Donc faire entrer le plus d'espèces végétales possible dans la préparation.

Indications. — *Asthme des foins, asthme essentiel.*

SÉRUMS ARTIFICIELS.

Pour les formules des anciens sérums artificiels (solutions de chlorure de sodium ou de sels divers), voir les éditions antérieures, en particulier celle de 1909.

SÉRUM OSTÉO-GÉNÉTIQUE.

Nature du médicament [1].

Sérum gélatiné..................... 29 parties.
Chlorure de calcium .... 1 partie.

Mode d'administration. — Injection intramusculaire (fesse).

Dose. — 5 à 10 centimètres cubes.

Indications. — *Retard de consolidation* des fractures, destruction des *épiphyses dans l'ostéomyélite,* etc.

---

[1] G. ANZILOTTI, Action ostéo-génétique du chlorure de calcium en sérum gélatiné (*Clinica chirurgica*, février 1909).

TRACHÉALE (MÉDICATION).

Principe de la méthode. — Porter directement les médicaments dans la trachée et de là dans les bronches et les bronchioles, au lieu de les faire passer par la circulation générale.

D'où action locale directe et rapide. Il est possible aussi, par la voie trachéale, de faire pénétrer des médicaments destinés à une action générale : mercure dans la syphilis, quinine dans le paludisme, eau chez les cholériques (Duboué).

Nature des médicaments. — Voici les principales formules utilisées :

1° Créosote pure de hêtre.............. 2 gr. 50
Huile d'olive stérilisée.............. 5o grammes.
(Louis Dor, de Lyon.)

F. S. A. solution.

2° Gaïacol pur.......................... 2 gr. 50
Huile d'olive stérilisée.............. 5o grammes.
(Faivre, Rivière, Vincent, Thorpe.)

F. S. A. solution.

3° Eucalyptol.......................... 10 grammes.
Huile d'olive stérilisée et lavée à l'alcool.......................... 9o —
(Mendel.)

Débuter par des doses plus faibles.

4° Menthol pur.............. .... 2 à 10 grammes.
Huile d'olive stérilisée........ 100 —
(Ferré, Jay, Bromwell.)

F. S. A. solution.

5° Izol.............................. 1 gramme.
Huile d'olive stérilisée............. 10o grammes.
(Duncan, Moorhead, Campbell.)

6° Aristol........................... 1 gramme.
   Huile d'olive stérilisée........... 15 grammes.

7° Aniodol.......................... 1 gramme.
   Huile d'olive stérilisée.......... 25 grammes.

8° Essence de thym............... .. ⎫
   —   de cannelle............ ⎬ ãã   5 grammes.
   —   d'eucalyptus......... .... ⎭
   Huile d'olive stérilisée... 100   —

9° Essence de thym................ ⎫
   —   de cannelle .... ⎬ ãã   5 grammes.
   —   d'eucalyptus .... ⎭
   Huile d'olive pure stérilisée..... 300   —
                         (Salamo.)

10° Acide cinnamique.............. 1 gramme.

Faire dissoudre à chaud dans :

   Huile d'olive lavée à l'alcool et
      stérilisée....................... 50 grammes.

Ajouter immédiatement :

   Essence de myrte................. 5 grammes.
   Huile d'olive stérilisée... Q. S. p. 100 c. c.
                         (Ruault.)

F. S. A. solution. Agiter et laisser refroidir.

Dose. — Selon les formules, de 2 à 5 et à 10 centimètres cubes par jour, 3 seringuées de 3 centimètres cubes lancées coup sur coup (Mendel [1]) ou 5 centimètres cubes tous les deux jours pendant un mois environ (Salamo).

Mode d'administration, technique.

A. **Méthode transtrachéale** (Pignol). — Le

---

[1] H. MENDEL, L'injection trachéale simplifiée (*Société de l'internat des hôpitaux de Paris*, décembre 1904, et *Memento thérapeutique des maladies respiratoires*, 1907, p. 148). — LA FOULHOUZE, Thèse de Paris, 1905.

procédé de Pignol consiste, à l'aide d'une seringue de Pravaz, à pénétrer entre deux anneaux de la trachée et à injecter le liquide médicamenteux. L'aiguille doit être un peu longue.

Éviter la piqûre du corps thyroïde, par crainte d'hémorragie.

B. **Méthode bucco-pharyngienne** (Mendel). — Par cette méthode, on lance directement le liquide médicamenteux dans le pharynx.

En effet, si, après avoir recommandé au patient de ne pas avaler, on projette une petite quantité de liquide sur la paroi postérieure du pharynx, le liquide descend par son propre poids dans les voies aériennes.

Dans ces conditions, le pharynx peut jouer le rôle d'entonnoir à orifice unique représenté par la glotte, l'orifice digestif étant fermé en dehors de la déglutition.

Chez un trachéotomisé, auquel on pratique l'injection, on voit le liquide injecté (huile rougie à l'orcanette) ressortir en grande partie par la plaie trachéale.

Un malade normal ne manifeste aucune espèce de gêne, il sent un liquide frais descendre dans sa poitrine qui amplifie instantanément sa respiration.

Voici la technique du procédé de Mendel, un peu modifiée par Salamo.

Elle ne comporte pas de difficulté. On réussit du premier coup (Jayle).

Position du malade. — Le malade est placé

devant l'opérateur sur un siège légèrement plus élevé, ses deux jambes entre les siennes.

Dispositif général. — Avoir à sa disposition :

1º Des tire-langues stérilisés pour saisir la langue du malade ;

2º Un crachoir ou mieux un seau hygiénique,

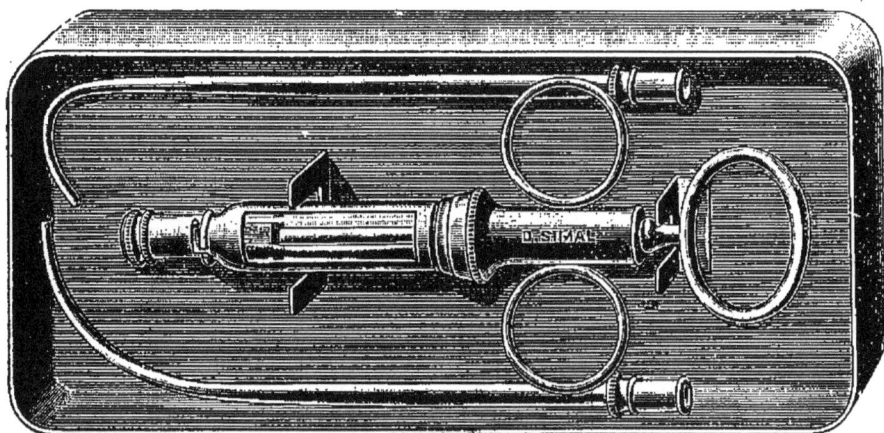

Fig. 12. — Seringue du Dr Mendel.

contenant une solution antiseptique, où il peut cracher et où l'on jette les linges qui ont servi ;

3º Une seringue laryngée ordinaire ;

4º Une solution antiseptique (lusoforme à 2 p. 100) où trempent les miroirs et les canules ;

5º La solution à injecter dans un flacon à large ouverture ;

6º Une solution de cocaïne à 1 p. 100 ou de stovaïne à 1 p. 50 dans un pulvérisateur, à utiliser pour les pharynx à réflexes exagérés.

Technique opératoire. — PREMIER TEMPS. — Exa-

miner, à l'aide du miroir, le larynx malade. On
se rend ainsi compte de sa susceptibilité ; si
celle-ci est exagérée, pulvérisations de cocaïne ou
de stovaïne, en visant tout particulièrement (Fournié [1]) la base de la langue et les fossettes glosso-
épiglottiques, laisser reposer ensuite le malade
deux ou trois minutes et passer à l'injection.

DEUXIÈME TEMPS. — Se munir, au préalable, du
miroir de Clark, du miroir laryngoscopique
ordinaire, ou bien du layngoscope de Cadier. On
peut aussi se mettre près d'une fenêtre ou pro-
jeter la lumière d'une lampe ou d'un bec de gaz.

De la main gauche, alors, saisir, au moyen d'un
petit linge, la langue du malade entre le pouce et
l'index ; la tirer légèrement hors de la bouche et
la maintenir solidement ; puis introduire la seringue, face à la partie postérieure du pharynx, le
bec de la canule en bas ; dire au malade de
prononcer *é, é*, et, au moment précis où il articule
cette voyelle, pousser rapidement le contenu de
la seringue ; lui recommander alors de ne pas
avaler et de faire, au contraire, une forte inspiration.

TROISIÈME TEMPS. — Maintenir encore, pendant
dix à quinze secondes, la langue hors de la
bouche, puis faire cracher le malade dans le seau.
Inutile le plus souvent de le faire gargariser
ensuite.

Effets. — Dans la très grande majorité des cas,

---

[1] FOURNIÉ, *Soc. paris. de laryng*, nov. 1905.

il ne se produit aucune réaction dans le larynx; quelquefois léger picotement. Chez quelques malades, les premières gouttes d'huile surprennent le larynx et provoquent une légère toux. Pour éviter ce désagrément, aller progressivement et ne pas donner d'emblée de trop fortes doses.

Résultats. — Résultats généraux. — 1º *Suppression de tout traitement gastrique*, avantage négatif, mais évitant la dyspepsie médicamenteuse (Mendel).

2º *Amplification rapide de la respiration* (constatée au moyen de nombreux tracés pneumographiques) et amélioration correspondante de l'hématose, de l'appétit et de la vitalité, d'où augmentation du poids.

Augmentation des forces, diminution des sueurs chez les tuberculeux (Salamo).

Résultats locaux. — 1º *Pansement quotidien du larynx*. Véritable prophylaxie de la laryngite tuberculeuse et traitement de la laryngite confirmée.

2º *Amélioration fonctionnelle*. Diminution ou même cessation de la toux et de l'expectoration. Amélioration observée dans les quatre cinquièmes des cas.

3º *Amélioration de l'état stéthoscopique* dans la moitié des cas environ. Amplification des régions qui respirent peu ou pas du tout. Asséchement du tissu ramolli ou ulcéré.

Indications. — *Bronchites chroniques, ozènes*

laryngotrachéaux, laryngites catarrhales et profes-
sionnelles, tuberculose surtout peu avancée, *gan-*
grène pulmonaire, gangrène des extrémités bron-
chiques, vomiques, pleurésies purulentes et tous les
cas où l'on veut agir plus directement sur la
muqueuse des voies respiratoires en général.

VACCINS.

VACCIN GONOCOCCIQUE.

Nature de la préparation. — 1° Ensemencement
de tubes de gélose-ascite par un gonocoque d'urétrite aiguë ;

2° Dans la culture abondamment poussée, introduire 50 centimètres cubes d'eau salée physiologique à 9 p. 1000 additionnée de 0,5 p. 100 d'acide
phénique ;

3° Agiter de façon à détacher la culture de la
surface de la gélose ;

4° Aspirer l'émulsion ainsi obtenue dans une
pipette à boule et sceller les deux extrémités à la
lampe ;

5° Porter pendant une demi-heure au bain-
marie à 70° ;

6° Titrer l'émulsion par la numération des gonocoques et conserver à l'abri de la lumière.

Il n'est pas nécessaire d'employer le gonocoque
même du malade [1].

Au bout d'un mois, il n'y a pas de différence
d'action.

C. MAININI (de Buenos Aires), L'action du vaccin gonococcique sur les arthrites à gonocoques (*Presse médicale,* 16 janvier 1909).

Dose. — De 100 à 300 millions de gonocoques[1].

Chez les enfants (vulvite), débuter par 15 millions, puis 60 millions et 100 millions.

Mode d'administration. — INJECTIONS SOUS-CUTANÉES à la face externe de la cuisse ; pour les arthrites, près de l'articulation atteinte.

Effets. — 1° Exceptionnellement, réaction locale ; réaction au niveau des articulations ;

2° Disparition des douleurs.

Résultats. — Du côté de l'écoulement, effet variable des premières injections.

L'index opsonique assez variable ne peut servir à guider l'indication thérapeutique.

Indications. — *Blennorragie et accidents blennorragiques. Vulvo-vaginite des petites filles*[2].

VACCIN ANTILÉPREUX OU LÉPROLINE (Rost).

Principe de la méthode. — Application de la vaccination analogue à celle de la tuberculine.

Nature de la préparation. — Culture du bacille lépreux. Par filtration, obtention de la toxine et concentration.

Mode d'administration. — Injection sous-cutanée.

Effets. — Réaction chez les lépreux analogue à celle de la tuberculine chez le tuberculeux.

---

[1] DIEULAFOY, Deux cas de septicémie gonococcique terminés par la guérison et aussitôt suivis de fièvre typhoïde. Essai de traitement de la septicémie gonococcique par le vaccin gonococcique (*Presse médicale*, 19 mai 1909).

[2] FR. SPOONER, CHURCHILL et Al. LOPER, *The Journal of the Amer. med. Association*, 1908, vol. LI, n° 16, p. 1298. — WILL. J. BUTTLER et J.-P. LONG, *Ibid.*

Résultats. — Amélioration et guérison[1] des lépreux.

Indications. — *Lèpre* en général.

A NTI NÉOPLASIQUE (Doyen).

Principe de la méthode. — D'après les recherches de Doyen, on trouve dans les néoplasmes de nature différente un microbe d'une façon constante : c'est le *Micrococcus neoformans*.

Son rôle dans la production même du néoplasme peut s'interpréter différemment, mais son existence constitue un fait vérifié.

Partant de ce fait acquis, Doyen fabrique un vaccin.

Nature de l'agent. — On part de la culture même du *Micrococcus neoformans*, culture qu'on atténue soit par le chlorhydrate de quinine, soit par l'acide cacodylique et l'acide méthylarsénique, soit, comme Doyen le fait depuis quelque temps, par l'atoxyl.

C'est d'un côté cette *culture atténuée*, et atténuée *à différents degrés*, et d'un autre côté les toxines retirées de la culture, que l'on emploie dans cette méthode de cure anticancéreuse.

VACCIN ANTIRHUMATISMAL (*Wrigthvaccin*) (G. Rosenthal et Chazarain-Wetzel[2]).

---

[1] De Beurmann et Gougerot, Sur la léproline de Rost (*Société médicale des hôpitaux*, 6 décembre 1907).

[2] G. Rosenthal, Premiers essais de sérothérapie et de vaccination antirhumatismale, modifications apportées à l'évolution du rhumatisme articulaire aigu par le sérum de chevaux immunisés contre la bactérie anaérobie de l'hémo-culture (sérum R), Wrigthvaccin du rhumatisme (*Société de l'internal des hôpitaux*

Nature du médicament. — Émulsion de bacilles ou hémobioculture dans le sérum physiologique, en partant d'une culture en gélatine cachetée ou en gélatine profonde.

Dose. — 5 à 20 centimètres cubes.

Mode d'administration. — Injection sous-cutanée.

Action. — Curative et préventive.

Indications. — *Rhumatisme*, après l'emploi du sérum antirhumatismal contre les *rechutes* possibles.

Affections à *Bacillus perfringens*.

VACCIN ANTISTAPHYLOCOCCIQUE (Mauté [1]).

Nature du médicament. — Émulsion de culture sur gélose de microbes isolés du malade même, dans l'eau salée physiologique stérilisée par chauffage discontinu de trois heures à 53°, additionnée de quelques gouttes de lysol.

Dose. — 1 centimètre cube renfermant 250 millions de microbes, injecter 2 centimètres cubes d'emblée.

Répéter à cinq ou six jours d'intervalle, au besoin, jusqu'à 45 injections.

Mode d'administration. — Injection sous-cutanée.

---

de *Paris*, juillet 1909). — Émulsion dans la solution saline physiologique du *Bacillus perfringens* et de l'anhémobacille du rhumatisme aigu. Les Wrigthvaccins du rhumatisme et des affections à *Bacillus perfringens* (*Société de biologie*, 9 juillet 1909).

[1] A. MAUTÉ, Traitement de la furonculose par le vaccin staphylococcique (*Société de médecine de Paris*, 24 avril 1909).

Effets. — Augmentation de l'index opsonique ; mais guérison malgré la non-modification de l'index.

Arrêt des furoncles en cours, à moins d'application quand il y a suppuration.

Absence de nouveaux.

Indications. — *Furoncles* multiples surtout.

VACCIN ANTITUBERCULEUX OU TUBERCULINE. — TUBERCULINO-THÉRAPIE.

Principe de la méthode. — Le principe même du traitement de la tuberculose par une tuberculine repose essentiellement sur l'utilisation thérapeutique du bacille tuberculeux et de ses produits sous forme de vaccin.

TUBERCULINES DE KOCH [1].

Nature et mode de préparation de l'agent thérapeutique. — PREMIÈRE TUBERCULINE DE KOCH (T. A.). — Extrait de bacilles tuberculeux par concentration au bain-marie jusqu'à réduction au 1/10e d'une culture sur bouillon glycériné à 5 p. 100.

Elle contient 50 p. 100 de glycérine.

On injecte bouillon et bacille chauffés.

DEUXIÈME TUBERCULINE DE KOCH (E. B.). — Même préparation, mais avec un bouillon alcalinisé pour désagréger les bacilles ; elle représente des bacilles tuberculeux, tués par la chaleur à 115°, des-

---

[1] R. VERHOOGEN, Traitement de la tuberculose pulmonaire par les tuberculines de Koch (*Société des sciences médicales et naturelles de Bruxelles*, 3 mai 1909).

séchés, puis broyés dans un mortier d'agate et émulsionnés dans partie égale d'eau distillée. Le liquide centrifugé qui surnage est additionné de son poids de glycérine. La préparation représente 10 milligrammes par centimètre cube.

TROISIÈME TUBERCULINE DE KOCH (T. R.). — Même préparation que la deuxième, mais centrifugeage de l'extrait, d'où séparation en deux couches T. O. et T. R.; T. R. possède une plus grande activité.

TUBERCULINE DE L'INSTITUT PASTEUR DE PARIS. — On la prépare de la façon suivante : Culture du bacille de tuberculose aviaire en bouillon glycériné, culture en voile qui apparaît du quinzième au vingt-septième jour, à + 37° ; culture complète au trente-deuxième ou trente-cinquième jour. Cette culture totale est stérilisée à + 100°, et concentrée au 1/10e au bain-marie ; ce liquide, filtré sur papier, constitue la *tuberculine brute*. C'est un liquide brunâtre, sirupeux, à odeur agréable un peu spéciale.

Mode d'emploi. — TUBERCULINE DE L'INSTITUT PASTEUR « pour usage médical » en ampoules dont 1 centimètre cube = 10 milligrammes de tuberculine solide précipitée par l'alcool.

Pour l'emploi, L. Renon recommande ce qui suit :

Diluer dans la solution physiologique de chlorure de sodium à 8 p. 1000, de façon que 1 centimètre cube = 1/500e de milligramme de tuberculine solide.

Emplir de la solution des ampoules noires de 2 centimètres cubes.

Stériliser à l'autoclave.

Conserver à l'abri de la lumière.

Dose. — On n'utilise que des dilutions très faibles et on n'injecte que quelques gouttes.

Débuter par 1/250e de milligramme de tuberculine de Koch préparée à l'Institut Pasteur ; n'augmenter que tous les huit ou dix jours (Guinard [1]).

Renon recommande 1/4 de centimètre cube de la solution à 1/500e de milligramme à 2 centimètres cubes et demi, soit 1/2 millième de milligramme à 2 centièmes de milligramme de tuberculine solide.

Tous les quatre ou douze jours, selon les réactions, pendant un à huit mois.

Jamais on ne doit *produire de réaction* sensible.

Mode d'administration. — Injection sous-cutanée, peau de l'abdomen. Injections intramusculaires, fesse.

Tenir les malades au repos, le jour de l'injection.

La résistance naturelle de l'organisme à la tuberculine marche parallèlement au pouvoir du sang à la neutraliser [2].

Effets. — A la suite de l'injection, il se produit une réaction fébrile plus ou moins accentuée, ce qui a servi pour le diagnostic.

Il y a poussée congestive du côté des lésions, d'où parfois bénéfice thérapeutique [3].

---

[1] Guinard, Traitement de la tuberculose pulmonaire par la tuberculine (*Congrès français de médecine*, 9e session, Paris, oct. 1907).

[2] Pikert, De la résistance naturelle de l'organisme à la tuberculine (*Deutsche mediz. Wochenschrift*, 10 juin 1909).

[3] G. Kuss, De l'utilité des réactions de foyer dans le traitement des tuberculoses pulmonaires par la tuberculine (*Bulletin médical*, 16 juin 1909).

Certains auteurs, comme Stiénon [1] (de Bruxelles), dénient toute action à la tuberculine sur les lésions.

Anaphylaxie. — Dans l'emploi de la tuberculine, on doit tenir compte de la possibilité d'*anaphylaxie*, cette hypersensibilité acquise provoquée par des doses antérieures.

Cette anaphylaxie peut se reconnaître par l'action produite sur le malade soit au niveau des tissus sains, soit au niveau des lésions tuberculeuses, soit sur l'état général.

En voici les signes [2] :

1º ACTION SUR LES TISSUS SAINS. — On peut observer au point de la piqûre la succession des phénomènes réactionnels suivants : œdème mou, œdème inflammatoire, nécrose. Ces manifestations de l'anaphylaxie peuvent se montrer à l'endroit même d'une ancienne piqûre.

2º ACTION LOCALE SUR LES FOYERS TUBERCULEUX. — Ce sont en gros des phénomènes de poussées congestives, chez les lupiques, poussées inflammatoire et œdémateuse, chez les tuberculeux pulmonaires, râles fins en bouffées, hémoptysies.

3º ACTION GÉNÉRALE. — En dehors de la prostration, du malaise, des vomissements, l'anaphylaxie se révèle par des *élévations thermiques*.

Ces accidents plus ou moins sérieux peuvent se

---

[1] STIÉNON, *Société des sciences médicales et naturelles de Bruxelles*, 3 mai 1909. Discussion.

[2] G. KUSS, Considérations pratiques sur la tuberculinothérapie (*Bulletin médical*, 27 mars 1909).

présenter très rapidement, quinze à vingt secondes
parfois seulement après l'injection, mais aussi
quarante-cinq minutes. Lipothymie, quasi-syn-
cope, alternatives de congestion ou de pâleur de la
face, plaques blanches de vaso-constriction, tachycardie, oppressions vives, sensation de malaise avec
constriction thoracique, troubles oculaires, sueurs
profuses, puis réaction thermique, diarrhée,
intolérance gastrique, faiblesse et, dans quelques
cas, fin assez rapide ou aggravation notable.

Chez les anaphylactiques, on note, avec la leucopénie, la disparition des globulins par suite de leur
hyperagglutinabilité, comme dans l'intoxication
par les peptones. Il s'agirait d'une espèce d'*intoxication colloïdale* [1].

La constatation de l'anaphylaxie nécessite d'orien-
ter le traitement d'une certaine façon basée sur ce
fait d'observation que *l'anaphylaxie se produit surtout avec de petites doses*. D'où la règle pratique :

En cas d'anaphylaxie à la tuberculine : 1º *laisser
reposer* douze à quinze jours ; 2º reprendre la tuberculine à une *dose très augmentée*. Ne pas persister
dans les petites doses et surtout ne pas diminuer.

En somme, *commencer à dose modérée*, puis *augmenter progressivement et lentement*, avec prudence.
Après une réaction, toujours interrompre (Küss)
pour *reprendre à dose un peu plus forte*.

On a donné comme moyen d'éviter l'anaphylaxie
de recourir à la voie rectale pour l'administration

---

[1] ACHARD et M. AYNAUD, Les globulins dans l'anaphylaxie
Société de biologie, 10 juillet 1909).

de la tuberculine. Malgré cette précaution, des accidents peuvent se produire, comme l'ont observé
Dumarest et F. Arloing [1].

Indications. — *Tuberculose pulmonaire*, mais dans
les conditions suivantes [2] : *apyrexie*, 37°,8 au maximum le soir. Tuberculose au *début*, tuberculose *lente*,
loin des hémoptysies du début (deux à trois mois) ;
tuberculoses *torpides déjà améliorées* par la cure
d'air, etc., mais à signes physiques stationnaires ;
tuberculoses anciennes, mais *arrêtées* ; *tuberculoses
externes, lupus.*

Dans les *adénopathies tuberculeuses*, on pourrait
utiliser la tuberculine pour aider l'évacuation des
masses caséiformes qui se ramollissent sous son
influence.

Tuberculoses génito-urinaires [3], rénales, vésicales,
testiculaires, etc.

Contre-indications. — *Tuberculoses fébriles, hémo-
ptoïques, tuberculoses à marche aiguë, en activité
progressive ; tuberculoses très cavitaires.*

Cuti-thérapeutique.

Principe de la méthode. — Au lieu d'injections sous-
cutanées et d'une action générale, on cherche une
action localisée sur les tuberculoses cutanées.

---

[1] F. Dumarest et F. Arloing, Des accidents aigus de la séro-
hérapie antituberculeuse (*Société d'études scientifiques sur la
tuberculose*, 11 mars 1909). — Guinard, *Ibid.*

[2] L. Rénon, Les indications de la tuberculine dans la phtisio-
thérapie (*Société médicale des hôpitaux*, 2 avril 1909).

[3] W. Karo, La tuberculine dans le traitement des tuberculoses
génito-urinaires (*Münchner mediz. Wochenschrift*, 14 septembre
1909).

Technique. — Pour la *cuti-réaction* (Nagenschmidt), on procède par scarification sur les régions malades et par inoculation de tuberculine.

Il serait indifférent de se servir de l'ancienne tuberculine de Koch ou d'une dilution faible, celle utilisée pour l'ophtalmo-réaction de Calmette.

Pour limiter la réaction générale, déposer quelques gouttes sur les placards lupiques ou autres tuberculoses cutanées, excorier la peau par grattage superficiel, attendre quinze à vingt secondes, puis absorber l'excédent de tuberculine avec de la ouate hydrophile sèche ou du buvard.

Effets. — Au lieu de provoquer une prompte papule surmontée d'une croûtelle, *réaction locale* aboutissant à la suppuration et à l'ulcération, puis cicatrisation et régression ; mais avec cicatrices peu esthétiques, si l'on emploie la méthode seule.

Réaction générale, courbature, fièvre.

Indications. — *Lupus* en placard, *tuberculose verruqueuse* de la peau, mais seulement (Nagenschmidt) pour parfaire les résultats de la photothérapie [1].

TUBERCULINE DE DENYS (de Louvain), B. F.

Mode de préparation, nature[2]. — Sous la désignation abréviative B. F., l'Institut de bactériologie de Louvain prépare une tuberculine en solu-

---

[1] NAGENSCHMIDT, La cuti-réaction à la tuberculine comme moyen de diagnostic et de traitement des lésions tuberculeuses de la peau (*Deutsche medicinische Wochenschrift*, 3 oct. 1907).

[2] DENYS, Le bouillon filtré de bacille de la tuberculose dans le traitement de la tuberculose humaine, 1905.

tion de *bouillon filtré* de bacille de la tuberculose.

1º Culture de bacille tuberculeux humain sur bouillon de bœuf peptonisé et additionné de 5 p. 100 de glycérine.

2º Filtrer au filtre Chamberland de porcelaine dégourdie, sans autre manipulation, sans adjonction de substance chimique, sans chauffage.

On obtient un liquide transparent, jaune brun, qu'on utilise en thérapeutique.

C'est donc le filtrat tel quel ; mais, comme son action est trop forte au début de la tuberculose, il en est préparé une série de dilutions d'après le tableau ci-joint.

Il existe différentes concentrations de B. F.

T III,		ou B. F. non dilué		
T II,		— dilué au		$\dfrac{1}{10}$
T I.		— —		$\dfrac{1}{100}$
T 0,		— —		$\dfrac{1}{1\,000}$
T o au $\dfrac{1}{10}$	ou T $\dfrac{0}{10}$	— —		$\dfrac{1}{10\,000}$
T o au $\dfrac{1}{100}$	ou T $\dfrac{0}{100}$	— —		$\dfrac{1}{100\,000}$
T o au $\dfrac{1}{1\,000}$	ou T $\dfrac{0}{1\,000}$	— —		$\dfrac{1}{1\,000\,000}$
T o au $\dfrac{1}{10\,000}$	T $\dfrac{0}{10\,000}$	— —		$\dfrac{1}{10\,000\,000}$
T o au $\dfrac{1}{100\,000}$	o uT $\dfrac{0}{100\,000}$	— —		$\dfrac{1}{100\,000\,000}$

Ne pas oublier le chiffre 0 quand on demande des dilutions de T 0 ; ne pas demander, par exemple, de la tuberculine au 1/100, quand on

désire T 0 au 1/100 ou T $\dfrac{0}{100}$.

0,1 de cent. cube de III			équivaut à	100	milligr. de bouillon filtré non dilué.
0,1 — — de II			—	10	—
0,1 — — de I			—	1	—
0,1 — — de 0			—	$\dfrac{1}{10}$	de milligr.
0,1 — — de 0 au $\dfrac{1}{10}$			—	$\dfrac{1}{100}$	—
0,1 — — de 0 au $\dfrac{1}{100}$			—	$\dfrac{1}{1\,000}$	—
0,1 — — de 0 au $\dfrac{1}{1\,000}$			—	$\dfrac{1}{10\,000}$	—
0,1 — — de 0 au $\dfrac{1}{10\,000}$			—	$\dfrac{1}{100\,000}$	—
0,1 — — de 0 au $\dfrac{1}{100\,000}$			—	$\dfrac{1}{1\,000\,000}$	—

Chaque flacon renferme 5 centimètres cubes, à conserver dans un endroit frais et obscur. Il doit rester limpide.

Il s'affaiblit à la longue, du moins partiellement, dans les solutions très diluées, après peu de semaines.

Résultats. — Sur 442 cas, 193 guéris, soit 43,6 p. 100; 56, soit 12,6 p. 100, avec les apparences de la santé, mais expectorant encore des bacilles; 65 améliorés, 9 stationnaires, 2 en recul, 100 en état désespéré ont succombé.

La curabilité varie selon les lésions :

En somme 442 cas, 314 succès, ou 71 p. 100, dont 193 guérisons, soit 43,6 p. 100.

Indications. — Dilution au $\dfrac{1}{100\,000}$: *Tubercu-lose* chez les *fébricitants*.

Dilution 0 au $\dfrac{1}{1\,000}$: *Tuberculose apyrétique.*

Éviter autant que possible toutes les réactions, même les plus légères. Donc manier prudemment le produit[1].

Toutes les formes de tuberculose, mais surtout celles à température normale, lésions peu étendues, appétit satisfaisant, évolution lente, accoutumance facile aux injections de bouillon filtré.

Contre-indications. — *Tuberculoses rapidement mortelles.*

Fièvre élevée et tenace, lésions étendues aux deux poumons, appétit mauvais, intolérance aux injections constituent des conditions défavorables.

TUBERCULINE DE JACOBS (de Bruxelles), T. J.

Préparation. — Préparée au laboratoire de l'Institut Sainte-Anne de Bruxelles, cette tuberculine consiste en une dilution d'extraits protoplasmiques de bacilles de Koch, de virulence connue et ne contient pas de corps microbien. Elle est titrée expérimentalement.

Mode d'emploi. — Injections hypodermiques.

Dose. — La quantité de T. J. à injecter se trouve en ampoules stérilisées de couleurs différentes,

---

[1] STÉPHANI (de Montana) et GOURAUD (de Paris), Traitement de la tuberculose par la tuberculine (*Congrès français de médecine*, 9e session, Paris, 1907).

correspondantes aux dilutions de plus en plus fortes.

Aucune dilution ultérieure, ni aucune manipulation pouvant la contaminer.

Injecter de 4 à 6 ampoules n° I, à 6 jours en moyenne d'intervalle, autant des n⁰ˢ II et III, etc.

Si le malade retire tous les avantages thérapeutiques d'un numéro quelconque, inutile d'employer des numéros plus forts. Au contraire, descendre d'un numéro ou fractionner la dose si, quarante-huit heures après l'injection, il y a réaction fébrile nette. On ne doit *jamais provoquer de réaction* générale.

Résultats [1]. — Innocuité du traitement.

Sur 500 malades (Jacobs), 62 guérisons, 209 améliorations, 58 décès ; 171 malades non revus.

Laryngite tuberculeuse, péritonite tuberculeuse, entérite, tuberculose osseuse, arthrite, coxalgie, lupus, gommes tuberculeuses.

Lupus : régression de l'infiltrat, décongestion, limites plus nettes et aussi cordons minces de lymphangite au voisinage des ganglions (Lespinne, de Bruxelles).

Appétit reparu, amélioration de l'état général et de l'état local, crachats diminués, bacilles diminués ou disparus [Bernheim (de Paris), G. Petit (de Paris)].

Action. — La tuberculine de Jacobs a l'air d'agir

---

[1] JACOBS (de Bruxelles), *Société internationale de la tuberculose,* 6 mai 1906.

surtout sur les microbes associés au bacille de Koch.

Indications. — *Tuberculoses pulmonaires au premier degré* et *tuberculoses extrapulmonaires, lupus, adénopathies* [1].

TUBERCULINE DE BERANECK [2].

Nature et mode de préparation. — 1º Cultures de bacilles tuberculeux humains; 2º la préparation comprend: *a*) des toxines diffusibles ou exotoxines; *b*) des endotoxines.

Les exotoxines, TB, sont produites par le bacille tuberculeux cultivant dans un bouillon glycériné non peptonisé et non neutralisé. Par ce procédé, on n'introduit dans le bouillon de culture ni peptones, ni albumoses qui puissent modifier ou masquer les effets des exotoxines tuberculeuses. Après six semaines de culture environ, le bouillon est filtré, d'abord sur papier-filtre, puis sur bougie Chamberland; ensuite évaporé dans le vide et à froid jusqu'à consistance sirupeuse.

Les endotoxines, AT, sont des toxines extraites des corps bacillaires par l'acide orthophosphorique à 1 p. 100, extraction faite à une température de 60º C. au bain-marie, et après refroidissement on sépare par filtration les bacilles des endotoxines·

---

[1] Mongour, Traitement de la tuberculose pulmonaire par la tuberculine T. J. (*Journal de médecine de Bordeaux*, nº 22, 1909).

[2] Beraneck, Traitement des différentes formes de tuberculose par la tuberculine Beraneck (*Société vaudoise de médecine*, 7 juin 1906). — Bauer, Traitement de la tuberculose pulmonaire par la tuberculine (*Congrès français de médecine*, 9ᵉ session, Paris, oct. 1907).

La tuberculine Beraneck représente un mélange à parties égales de TB et de AT.

A 19 centimètres cubes d'eau stérilisée, on ajoute 1/2 centimètre cube de TB et 1/2 centimètre cube de AT.

On obtient ainsi une dilution au 1/20 qui sert à préparer les différentes solutions destinées aux usages thérapeutiques.

La tuberculine Beraneck est livrée dans le commerce en 15 solutions principales désignées par les symboles $\frac{A}{128}$; $\frac{A}{64}$; $\frac{A}{32}$; $\frac{A}{16}$; $\frac{A}{8}$; $\frac{A}{4}$; $\frac{A}{2}$; A ; B ; C ; D ; E, F ; G ; H.

La solution la plus faible est $\frac{A}{128}$; la plus forte est H. Chacune de ces solutions, en commençant par $\frac{A}{128}$, est deux fois plus forte que la précédente ; $\frac{A}{64}$ contient donc deux fois plus de tuberculine que $\frac{A}{128}$; $\frac{A}{32}$ en contient deux fois plus que $\frac{A}{64}$, et ainsi de suite, d'après l'échelle décroissante suivante (échelle du professeur Sahli).

$$H = TBk. \qquad \text{(Tuberculine Beraneck pure.)}$$
$$G = \frac{TBk}{2}, \qquad \frac{A}{2} = \frac{TBk}{256},$$
$$F = \frac{TBk}{4}, \qquad \frac{A}{4} = \frac{TBk}{512},$$
$$E = \frac{TBk}{8}, \qquad \frac{A}{8} = \frac{TBk}{1\,024},$$

$$D = \frac{TBk}{16}, \qquad \frac{A}{16} = \frac{TBk}{2\,048},$$

$$C = \frac{TBk}{32}, \qquad \frac{A}{32} = \frac{TBk}{4\,096},$$

$$B = \frac{TBk}{64}, \qquad \frac{A}{64} = \frac{TBk}{8\,192},$$

$$A = \frac{TBk}{128}, \qquad \frac{A}{128} = \frac{TBk}{16\,384}, \text{ etc.}$$

Chaque flacon contient 10 centimètres cubes d'une de ces solutions à conserver au frais et à l'obscurité.

En prélevant dans les flacons les doses à injecter, opérer aseptiquement afin de ne souiller ni bouchon, ni liquide.

Contaminée, la tuberculine se trouble et n'est plus utilisable.

Mode d'administration. — *Injections sous-cutanées* ou *injections profondes locales* dans les articulations ou les foyers osseux, ou *lavements*.

Seringue et aiguille (modèle du professeur Sahli, employé en Suisse) seront stérilisées de préférence par ébullition dans l'eau, sans adjonction d'antiseptiques ou d'alcalins.

Avant de faire l'injection, désinfecter la peau au sublimé à 1/1000.

Répéter les injections hypodermiques tous les trois jours, plutôt le matin, soit sous la peau du thorax (ce qui est préférable), soit sous la peau des bras [1].

Doses. — Chez les *malades fébriles*, on commence

---

[1] SAHLI, Ueber Tuberkulinbehandlung. Bâle. — Le traitement de la tuberculose par la tuberculine. Genève.

par 1/20 de centimètre cube de $\frac{A}{32}$; répéter deux ou trois fois, en faisant une injection tous les trois jours.

S'il y a réaction (température, pouls, état général, réaction au point d'injection), réduire la dose suivante à 1/40 de centimètre cube de $\frac{A}{32}$ ou même

solution encore plus faible de tuberculine : $\frac{A}{64}$ ou

$\frac{A}{128}$, etc.

S'il n'y a pas réaction, augmenter chacune des injections suivantes de 1/20 de centimètre cube jusqu'à la dose de 1/2 centimètre cube de $\frac{A}{23}$; répéter plusieurs fois.

Si, au cours de l'augmentation des doses, il y a réaction, en attendre la disparition avant une nouvelle injection que l'on fera à dose plus faible. La dose de 1/2 centimètre cube de $\frac{A}{32}$, répétée plusieurs fois, étant bien tolérée, on passe à la solution de tuberculine $\frac{A}{16}$ qui est donc deux fois plus forte que $\frac{A}{32}$. On injecte tout d'abord 1/10 de centimètre cube de $\frac{A}{16}$; puis, en prenant toujours les mêmes précautions en cas de réactions, on augmente chaque fois de 1/20 de centimètre cube jusqu'à ce que la dose de 1/2 centimètre cube $\frac{A}{16}$ soit atteinte. On répète plusieurs fois cette dernière dose de 1/2 centimètre cube $\frac{A}{16}$. S'il se produit des phénomènes réactionnels, on revient à une dose plus faible. Si, au contraire, la dose de 1/2 centimètre cube $\frac{A}{16}$ est bien tolérée, on passe alors à 1/10 de centimètre cube $\frac{A}{8}$ et, en l'absence de réactions, on augmente chaque fois de 1/20 de centimètre cube $\frac{A}{8}$ jusqu'à ce qu'on atteigne la dose de 1/2 centimètre cube $\frac{A}{8}$, dose que l'on répétera un certain nombre de fois. On procédera avec la même technique en ce qui concerne les autres solutions de tuberculine Beraneck : $\frac{A}{4}$; $\frac{A}{2}$; A, etc.

Il n'est pas nécessaire de parcourir toute la gamme des différentes solutions de la tuberculine de Beraneck de $\frac{A}{128}$ à H. Individualiser le traitement et ne pas dépasser pour chaque malade la dose de tuberculine tolérée par lui sans provoquer de réaction. Cette dose limite varie beaucoup d'un individu à l'autre. Chez certains malades, elle répond déjà à quelques vingtièmes de centimètre cube de $\frac{A}{32}$; chez d'autres malades, elle répond seulement aux solutions fortes de la tuberculine

Beraneck F, G, H, par exemple. Si la tolérance à l'égard de la tuberculine est médiocre, n'utiliser que les solutions faibles : $\dfrac{A}{64}$; $\dfrac{A}{32}$; $\dfrac{A}{16}$.

Chez les malades à tolérance très bonne, parcourir toute la gamme des solutions jusqu'à H y compris et augmenter les doses par 1/10 de centimètre cube, à condition qu'il ne survienne pas de réaction.

En cours de traitement, quand on arrive à une dose de tuberculine active au point de vue thérapeutique, c'est-à-dire à une dose optima, on s'y tient aussi longtemps qu'il y a un résultat. La dose optima est distincte de la dose limite de tolérance dont elle se rapproche parfois. Dans le cours du traitement, il peut se présenter plusieurs doses optima.

Chez les enfants, chez les malades fébriles ou débilités, commencer de préférence avec des doses faibles de solutions très faibles : $\dfrac{A}{64}$; $\dfrac{A}{128}$; $\dfrac{A}{256}$;

$\dfrac{A}{512}$; même technique prudente dans la progression des doses.

En cas d'affection intercurrente, suspendre ou diminuer la dose et espacer. De même chez les femmes pendant l'époque menstruelle.

Commencer par 1/10 de centimètre cube de A. Si la réaction locale apparaît, continuer le traitement avec la même dose. Si cette réaction est très faible ou nulle, augmenter la dose par 1/10 de centimètre cube jusqu'à apparition de la réaction. A supposer qu'après l'injection de 1/2 centimètre cube de A la réaction locale soit nulle, on passe à la solution B, puis à tour de rôle aux solutions C, D, E, F, G, H, en suivant la même technique que pour la solution A et en s'en tenant à la dose qui déterminera la réaction locale. A la suite de cette réaction, il pourra se développer un abcès d'élimination qui se vide, se ferme et répond à un processus de guérison. Les injections intrafocales se font, suivant les cas, une à deux fois par semaine.

Attendre que la réaction générale ou thermique soit tombée avant de faire une nouvelle injection.

Effets. — *Réaction générale* ou thermique d'amplitude variable et *réaction locale* dans les tissus malades. C'est cette réaction locale que l'on cherche à provoquer, tout en réglant son intensité.

Indications. — *Tuberculoses en général*, pulmonaire, pleurale, intestinale, péritonéale, rénale.

Tuberculoses chirurgicales (tuberculoses osseuses, abcès froids, etc.) compliquées de lésions pulmonaires ou rénales.

Dans les tuberculoses chirurgicales compliquées, injections intrafocales[1]. Déterminer par la radiographie la ou les lésions tuberculeuses, injecter directement dans les foyers les solutions de tuberculine de A à H.

Dans l'*entérite tuberculeuse*, en plus des injections hypodermiques générales, *lavements à la tuberculine* : à chaque 100 centimètres cubes de solution physiologique stérilisée, ajouter 1 centi-

---

[1] DE COULON (de Neuchâtel), *Revue médicale de la Suisse romande*, n° 6, 20 juin 1907.

mètre cube de la solution A de la tuberculine Beraneck. D'ordinaire 300 centimètres cubes de solution
physiologique additionnés de 3 centimètres cubes
de A. Introduire ce mélange chauffé à 38-40° C. à
l'aide d'une sonde œsophagienne de moyen calibre,
en poussant cette sonde profondément dans le gros
intestin. Garder aussi longtemps que possible.
Renouveler, suivant les cas, une ou deux fois par
semaine.

Dans le *lupus*, employer d'abord le traitement
général (injections hypodermiques de tuberculine
Beraneck selon la technique du professeur Sahli).
Après deux à trois mois, utiliser en outre les
injections locales dans les boutons lupiques, avec
la solution A de tuberculine Beraneck, à faibles
doses. Si la solution A ne produit aucun effet,
on passe aux solutions plus fortes, B, C, D, etc.,
en s'en tenant à la solution qui détermine l'affais-
sement et la cicatrisation des foyers lupiques.

BACILLOSINE de E. Vaillant [1] (de Paris).

Principe de la méthode. — La tuberculine, celle
de Koch en particulier, contient les produits des
corps bacillaires qui provoquent l'inflammation,
la leucocytose et la nécrose. Les éliminer semble
préférable.

Nature et mode de préparation. — 1° Culture de
bacille tuberculeux humain en bouillon glycériné.

2° Distillations fractionnées de cette culture à

---

[1] E. VAILLANT (de Paris), La bacillosine, étude clinique et
expérimentale (*III° Congrès français de climatothérapie et d'hygiène
urbaine*, 1-10 avril 1907).

l'abri de l'oxygène et de tous les oxydacides dans un courant d'azote.

Le produit ne contient plus de corps bacillaires. C'est une solution glycéro-aqueuse de toxines tuberculeuses avec les peptones et les matières albuminoïdes du bouillon.

De cette solution mère, on confectionne trois dilutions : nos 0, 1 et 2.

Mode d'administration. — Injections intramusculaires, derrière le grand trochanter, dans les muscles fessiers.

Dose. — A chaque injection, 2 centimètres cubes.

Une injection trois fois par semaine, une au plus tous les deux jours, une au moins deux fois par semaine.

Commencer par dix injections no 0, puis dix no 1, et continuer par un nombre indéterminé de no 2 jusqu'à guérison.

Effets. — LOCAUX. — N'a pas de douleur; à la première injection, un peu d'engourdissement, mais pas aux injections suivantes.

GÉNÉRAUX. — *Thérapeutiques* : amélioration de l'état général, cessation plus ou moins rapide de l'amaigrissement et de la faiblesse générale, cessation de la fièvre chez les tuberculeux au premier degré, amélioration chez les autres, disparition des sueurs nocturnes, de l'insomnie, de l'anémie, de la dyspepsie, de l'oppression, de la toux, de l'expectoration, avec diminution des bacilles de Koch ; plus d'hémoptysies provoquées.

Organiques : Tendance à la transformation

GILLET. Médicat. nouvelles   15

fibreuse et calcaire, qui constitue le processus de guérison.

Pas de poussée réactionnelle.

Indications. — *Tuberculoses* de tous les organes, tuberculoses pulmonaires de tous les degrés.

CHLOROFORMO-BACILLINE D'AUCLAIR[1].

Nature de la préparation. — Extrait chloroformique de bacille.

Effets. — Suivant les doses, réaction exsudative ou plastique.

TUBERCULINES DE CARL SPENGLER[2].

Principe de la méthode. — L'emploi des tuberculines et vaccins adoptés par l'auteur repose sur :

1o Les propriétés différentes des bacilles tuberculeux bovins et des bacilles tuberculeux humains.

2o L'existence chez l'homme tuberculeux des deux catégories de bacilles bovins et humains avec prédominance de l'un ou de l'autre ; ordinairement prédominance du bacille humain chez l'homme atteint de tuberculose pulmonaire grave, rapide, fébrile.

Du reste, il est possible de constater dans les divers produits tuberculeux, à côté des bacilles minces et grêles (type humain), des bacilles gros et courts (type bovin), différenciables par les procédés spéciaux de coloration.

---

[1] D. Courcoux, Lésions produites par la chloroformo-bacilline d'Auclair inoculée dans la cavité pleurale (*Société de biologie*, 31 janvier 1909).

[2] André Bergeron, Tuberculine et vaccins de Carl Spengler, principes de sa méthode (*Presse médicale*, no 99, 7 décembre 1907, p. 798). — Les corps immunisants de Carl Spengler (*Presse médicale*, no 32, 21 avril 1909).

Dans le sérum des sujets tuberculeux, on peut déceler la variété des agglutinines et des précipitines qu'il contient.

Nature de l'agent médicamenteux. — Partant de ces données scientifiques, le Dr Carl Spengler emploie deux tuberculines, une tuberculine humaine, variante de la tuberculine primitive de Koch ou ATO, une tuberculine bovine PTO, et, de plus, deux vaccins, TBV et PV, ou émulsion de corps bacillaires.

On emploie l'une ou l'autre, selon les cas.

Dose. — On commence par injecter 1/10 000e à 1/1000[e] de milligramme des tuberculines et 1/100 000 000e à 1/1 000 000e de milligramme des vaccins.

Mais il y a difficulté à déterminer la catégorie de bacille; aussi serait-il plus simple d'avoir à employer toujours le même produit. Carl Spengler[1] a mis au jour une nouvelle tuberculine IK.

Il se base sur ce fait que les anticorps seraient liés aux hématies.

Mode de préparation de IK. — On prélève les hématies d'animaux immunisés pour les deux bacilles. On débarrasse le produit de la majeure partie des albumines et des matières colorantes du sang.

Le produit se présente sous l'aspect d'un liquide clair. Pour l'usage, diluer dans la solution :

Chlorure de sodium............... 8gr,5 centigr.
Acide phénique................... 5 grammes.
Eau distillée........ Q. S. pour 1 litre.

---

[1] CARL SPENGLER, Tuberkulose-immunblut, Tuberkulose immunität und Tuberkulose-immunblut (IK) Behandlung (*Deutsche med. Wochenschrift*, n° 38, 1908).

TULASE (de Behring).

A mentionner pour mémoire; jusqu'ici elle ne semble pas avoir donné de résultats utilisables dans la pathologie humaine.

TUBERCULINE ANTAGONISTE DE KLEBS (BST)[1].

Principe de la méthode. — Les bacilles tuberculeux des animaux à sang froid, comme l'orvet, mélangés aux bacilles humains, font perdre à ceux-ci leurs propriétés pathogènes.

Nature de la préparation. — Extrait de bacilles tuberculeux de l'orvet. Solution ou tablettes.

Mode d'administration. — Voie buccale, voie hypodermique.

VACCIN ANTITYPHOIDIQUE[2].

Nature de la préparation. — Culture de bacilles d'Eberth en solution saline tués par la chaleur humide à 55°, additionnés d'une minime quantité de lysol.

Effets. — 1° Pouvoir agglutinant du sérum élevé au maximum jusqu'à 1/12872.

2° Pouvoir bactéricide même dans une solution au 1/20.

3° Bacilles typhiques sphérulés ou même dissous.

Indication. — *Fièvre typhoïde.*

---

[1] Klebs, Thérapeutique antagoniste de la tuberculose et phylogenèse réversible (*Société de médecine berlinoise*, 21 juillet 1909).

[2] Schoemaker, Vaccination antityphoïdique (*New York medical Journal*, 6 février 1909).

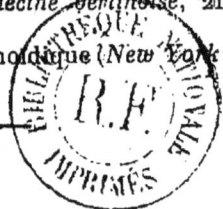

TABLE ALPHABÉTIQUE

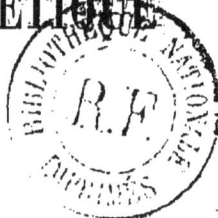

A

GILLET. Médicat. nouvelles.   15**

D

E

F

G

H

I

K

L

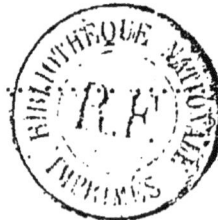

LA PRATIQUE DES
MALADIES DES ENFANTS
DIAGNOSTIC et THÉRAPEUTIQUE

Publiée en fascicules par MM.

**APERT, AVIRAGNET, BARBIER, A. BROCA, CASTAIGNE,
FARGIN-FAYOLLE, GENEVRIER, GRENET, GUILLEMOT, GUINON,
GUISEZ, MARFAN, MÉRY, MOUCHET, RIST, SIMON, F. TERRIEN**
Professeurs agrégés à la Faculté de médecine de Paris,
Médecins, chirurgiens des hôpitaux, anciens internes des hôpitaux de Paris.

ANDÉRODIAS, CRUCHET, DENUCÉ, MOUSSOUS, ROCAZ
Professeurs, professeurs agrégés, médecins des hôpitaux de Bordeaux.

WEILL   NOVÉ-JOSSERAND   PÉHU
Professeur, Professeur agrégé à la Faculté de médecine, Médecin des hôpitaux de Lyon.

CARRIÈRE, FRŒLICH, HAUSHALTER
Professeurs aux Facultés de Lille et de Nancy.

DALOUS, LEENHARDT
Professeurs agrégés aux Facultés de Toulouse et de Montpellier.

AUDEOUD, BOURDILLON,   DELCOURT
Privat-docents de la Faculté de Genève.   Agrégé à la Faculté de médecine de Bruxelles

SECRÉTAIRE DE LA RÉDACTION
R. CRUCHET
Professeur agrégé à la Faculté de médecine de Bordeaux.

8 fascicules gr. in-8 de chacun 300 à 400 pages avec de nombreuses figures. —
L'Ouvrage complet coûtera environ 80 fr. — Chaque fascicule se vend séparément. — Chaque fascicule se vend également *cartonné* avec un supplément
de *1 fr. 50* par fascicule.

EN VENTE :

I. Introduction à la Médecine des Enfants. Hygiène, Allaitement, Croissance, Puberté, Maladies du Nouveau-né, par les Dʳˢ A.-B. MARFAN,
   J. ANDÉRODIAS, René CRUCHET. 1909, 1 vol. gr. in-8 de 476 pages avec
   81 figures... **10 fr.**

II. Maladies du Tube digestif, par les Dʳˢ CRUCHET, GRENET, FARGIN-FAYOLLE,
    ROCAZ, MÉRY, GUILLEMOT, GENEVRIER, DELCOURT. 1910, 1 vol. gr. in-8 de
    400 pages avec figures.................................. **12 fr.**

III. Maladies de l'Appendice et du Péritoine, du Foie, du Pancréas, des
     Reins, du Sang, des Ganglions et de la Rate, par les Dʳˢ HAUSHALTER,
     CASTAIGNE, G.-L. SIMON, LEENHARDT. 1910, 1 vol. gr. in-8 de 432 pages
     avec 89 figures noires et coloriées...................... **12 fr.**

SOUS PRESSE :

IV. Maladies des Appareils circulatoire et respiratoire ; Médiastin.

V. Maladies du Système nerveux ; du Tissu cellulaire, des Os
   et des Articulations.

VI. Maladies de la peau et Fièvres éruptives.

VII. Chirurgie viscérale.

VIII. Chirurgie orthopédique et chirurgie des membres.

Formulaire du Médecin de campagne, par le Dr Gautier. 1899, 1 vol. in-18, 288 pages, cart............. 3 fr.

L'auteur a pensé être utile aux médecins praticiens en réunissant dans ce Formulaire les procédés de traitement les plus simples qu'on puisse mettre en œuvre au moyen des substances usuelles les plus communes. Les médecins trouveront les moyens thérapeutiques applicables, dans les cas les plus fréquents de la pratique courante, en tirant parti des plus minces ressources qui se trouvent à leur portée.

Formulaire Hypodermique et Opothérapique, par Boisson et Mousnier. 1899, 1 vol. in-18 de 261 pages, avec figures, cart................................. 3 fr.

La première partie est consacrée à la technique hypodermique ; la deuxième partie est un formulaire des médicaments hypodermiques ; la troisième, sous le titre de *Mémorial hypodermique*, passe en revue les diverses maladies justiciables de la pratique hypodermique. L'ouvrage se termine par un *Formulaire Opothérapique*. C'est une mise au point très exacte de cette nouvelle méthode thérapeutique, qui consiste à utiliser les sucs extraits des glandes ou des parenchymes de provenance animale.

Formulaire d'Hydrothérapie, par le Dr Martin. 1900, 1 vol. in-18, 252 pages, avec figures, cart .... 3 fr.

Hydrothérapie froide, Hydrothérapie chaude, Hydrothérapie combinée, Thérapeutique hydrothérapique. Considérations générales sur la cure hydrothérapique. Comment on formule les prescriptions hydrothérapiques. L'hydrothérapie dans les affections chirurgicales et en gynécologie ; dans les maladies internes, dans le traitement des maladies infectieuses aiguës.

Formulaire Électrothérapique, par le Dr L.-R. Régnier, chef du service électrothérapique de l'hôpital de la Charité. 1899, 1 vol. in-18 de 255 pages, avec 34 figures, cart. 3 fr.

Ce formulaire est divisé en deux parties.

La première partie, les *Courants électriques*, montre les appareils nécessaires au praticien pour l'électrodiagnostic et l'électrothérapie, les diverses formes de courants qu'ils fournissent, l'action physiologique de ces courants sur laquelle est basé leur emploi thérapeutique, les méthodes à employer soit pour compléter le diagnostic, soit pour traiter le malade.

La deuxième partie rassemble tous les renseignements utiles au médecin sur les divers usages de la lumière électrique pour le diagnostic.

Guide d'Électrothérapie gynécologique, par le Dr Weill. 1900, 1 vol. in-18, 292 pages et 34 fig., cart. 3 fr.

Ce formulaire se divise en DEUX PARTIES. Dans la *première*, l'auteur expose les notions de physique indispensables aux médecins. Il montre que les modalités électriques utilisées en thérapeutique sont le courant continu, les courants faradiques, les courants galvano-faradiques, le courant alternatif sinusoïdal, le courant ondulatoire sinusoïdal, les courants de haute fréquence de M. d'Arsonval, les courants statiques, les courants statiques induits ; il expose en quoi consistent ces divers courants, comment on peut les obtenir, quels sont leurs effets sur l'organisme, quelles en sont les indications.

Dans la *deuxième partie*, M. le Dr Albert Weill a repris toutes les maladies des organes génitaux de la femme pour lesquelles on peut employer le traitement électrique, soit comme méthode de choix, soit comme méthode d'attente avant l'intervention, soit comme pis-aller après l'échec d'interventions plus simples.

LIBRAIRIE J.-B. BAILLIÈRE ET FILS, 19, RUE HAUTEFEUILLE, PARIS

Dictionnaire Dentaire, par J. CHATEAU, chef de clinique à l'École dentaire de Paris. 1903, 1 vol. in-18 de 280 pages, cartonné .... 3 fr.

Il y avait place pour un livre résumant les principales connaissances professionnelles, que l'étudiant puisse feuilleter à la veille d'un examen pour venir en aide à sa mémoire, que le praticien hésitant sur un diagnostic ou un traitement puisse consulter, pour y trouver rapidement le renseignement utile et précis.

Désireux d'atteindre ce double but, le Dr CHATEAU a passé en revue les maladies de la bouche et des dents qui se présentent journellement dans la pratique ; les localisations buccales et dentaires qui compliquent et aggravent les maladies générales, la tuberculose, la syphilis, etc. ; les anesthésiques usuels et les médicaments courants employés en médecine et en chirurgie dentaire.

Formulaire Dentaire, par le Dr N. THOMSON, chirurgien-dentiste de la Faculté de médecine de Paris. 1895, 1 vol. in-18 de 288 pages, avec 61 figures, cartonné .... 3 fr.

Dans une première partie, M. Thomson passe en revue les maladies de la bouche : stomatites, tumeurs et néoplasmes, syphilis et tuberculose, luxations, fractures et maladies des mâchoires, maladies de la langue, des lèvres, du sinus. Viennent ensuite les maladies des dents : caries, périostites, exostoses, abcès alvéolaires, fluxions, pyorrhées alvéolaires, accidents des dents de sagesse.

Le chapitre suivant est consacré aux soins à donner à la bouche et aux moyens à employer pour combattre l'action des microbes.

Guide pratique pour l'Analyse du lait, par J.-M. et P. PERRIN, pharmaciens-chimistes diplômés d'études supérieures d'hygiène, préface du professeur COURMONT. 1909, 1 vol. in-18 de 344 pages avec 140 figures. Cartonné .... 3 fr.

MM. Perrin se sont efforcés de placer la généralité des opérations à la portée des petits comme des grands laboratoires. Ils n'indiquent que des méthodes récentes, se recommandant par la simplicité de leur précision.

La *Cryoscopie* a un paragraphe spécial. La *Résistivité* du lait devient désormais une caractéristique indispensable par la *rapidité* et la précision des indications qu'elle donne. La recherche des produits d'addition et d'altération a été l'objet de tous les soins des auteurs. Le *mouillage* pourra être scientifiquement établi, grâce aux procédés de choix indiqués. On a donné à l'*examen microscopique* et à la *bactériologie* toute l'importance désirable. Enfin on a réuni les données nécessaires pour mener à bien une analyse de beurre et de fromages.

Formulaire des Eaux minérales, de la Balnéothérapie et de l'Hydrothérapie, par le Dr DE LA HARPE, professeur à l'Université de Lausanne. Introduction par le Dr DUJARDIN-BEAUMETZ, de l'Académie de médecine. 3e *édition*, 1896, 1 vol. in-18 de 300 pages, cart .... 3 fr.

La première partie de ce formulaire comprend un résumé de balnéothérapie générale, suivi d'une description succincte des caractères et des indications de diverses classes d'eaux minérales, et de deux chapitres consacrés l'un au bain de mer, l'autre à l'hydrothérapie.

La deuxième partie contient des notices sur les principales stations balnéaires, dont les caractères et les indications sont énumérés dans un ordre systématique. La troisième partie est l'exposé des applications des eaux minérales dans les maladies les plus importantes.

Guide de l'Herboriste, comprenant la culture, la récolte, la conservation, les propriétés des plantes médicinales et des plantes du commerce et un dictionnaire des maladies et des remèdes, par RECLU. 1905, 1 vol. in-18, 245 pages, avec 52 figures, cartonné........................ 3 fr.

La première partie de ce guide traite des règlements qui régissent l'exercice de la profession d'herboriste.

La deuxième partie, intéressera non seulement les herboristes, mais aussi ceux qui, sans en faire métier, se livrent à l'étude des plantes médicinales par goût, ou pour avoir sous la main quelques remèdes de première nécessité. Là sont passés en revue les divers procédés de culture qui conviennent aux plantes médicinales, les époques de l'année où leurs diverses parties doivent être recueillies, les soins qui doivent présider à leur dessiccation et à leur conservation.

La troisième partie est un tableau clair, précis, méthodique, qui résume à propos de chaque plante, les noms qu'elle porte dans le langage ordinaire, les caractères de port, couleur, odeur, saveur, etc., qu'elle présente quand elle est de bonne qualité, les lieux qu'elle habite à l'état sauvage, l'exposition et le terrain qu'elle réclame, ses propriétés médicinales, ses usages à l'intérieur et à l'extérieur, les doses auxquelles elle doit être employée.

Enfin, la quatrième partie est un dictionnaire des maladies et des remèdes, expliquant la nature et le siège de chaque maladie, énumérant les signes qui la font reconnaître, indiquant les moyens d'origine végétale propres à la combattre.

Manuel des Plantes médicales, coloniales et exotiques, par H. BOCQUILLON-LIMOUSIN, docteur en pharmacie, lauréat (médaille d'or) de l'Ecole de Pharmacie de Paris. *Introduction* par M. Emile PERROT, professeur à l'Ecole de Pharmacie de Paris. 1905, 1 vol. in-18 de 314 p., cart. 3 fr.

Dans ce manuel, M. H. Bocquillon-Limousin indique l'origine, la composition et les usages des plantes médicinales exotiques. Les plantes y sont classées par ordre alphabétique et d'après leur dénomination scientifique.

On trouvera pour chacune d'elles le nom indigène, l'origine géographique, la partie employée et les propriétés thérapeutiques qui lui sont attribuées avec le mode d'emploi et la posologie.

Mémento pharmaceutique, médicaments usuels, analyses bactériologiques et chimiques, empoisonnements, renseignements pratiques, par A. CARTAZ, pharmacien de 1re classe, ancien interne des hôpitaux. 1905, 1 vol. in-18 de 288 pages, cartonné........ .... 3 fr.

M. Cartaz a réuni dans ce *Mémento pharmaceutique* les médicaments usuels et les produits nouveaux ; il indique l'origine, les caractères et les propriétés, le point de solubilité et les doses à employer.

Il donne les *Analyses du Pharmacien*, analyses chimiques et bactériologiques usuelles : l'urine, le lait, les crachats et l'eau. Il indique les symptômes et le traitement des *empoisonnements*. Il donne enfin les *densités des mélanges d'alcool*, les *poids des gouttes*, les *formules chimiques des principaux corps chimiques*, les *lois physiques*.

Ce *Mémento* facilitera aux médecins la rédaction de formules et aux pharmaciens la préparation des ordonnances.

LIBRAIRIE J.-B. BAILLIÈRE ET FILS, 19, RUE HAUTEFEUILLE, PARIS

THÉRAPEUTIQUE, HYGIÈNE, MÉDECINE LÉGALE
MATIÈRE MÉDICALE, PHARMACOLOGIE.

Précis de Thérapeutique, par le Dr H. Vaquez. 1907, 1 vol. in-8 de
492 pages, cart .... 10 fr.

Traité élémentaire de Thérapeutique, de matière médicale et de pharmacologie, par le Dr A. Manquat. 6e *édition,* 1903. 2 vol. in-8..   24 fr.

Thérapeutique clinique, par le Dr Huchard, 1909, 1 volume in-8 de
650 pages... 12 fr.

Guide et Formulaire de Thérapeutique, par le Dr Herzen. 5e *édition,*
1909. 1 vol. in-18, 850 pages, relié.. .... 10 fr.

Mémorial thérapeutique, par C. Daniel. 1902, 1 vol. in-12, 240 pages,
relié *(format portefeuille)*.............................. 3 fr. 50

*Nouveau Formulaire magistral de Thérapeutique clinique et de
Pharmacologie,* par le Dr O. Martin. 4e *édition,* 1909. 1 vol. in-18 de
964 pages, sur papier mince, cart...................... 10 fr.

L'art de Formuler, par le Dr Breuil. 1903, 1 vol. in-12, 300 pages,
cart. *(format de poche)*.................................. 4 fr.

Manuel de Technique Thérapeutique médicale, par Gumprecht et Dauwe.
1909, 1 vol. gr. in-8 de 530 pages avec 205 figures .... 12 fr. 50

Nouveaux Eléments de Pharmacie, par Andouard, professeur à l'Ecole
de Nantes. 7e *édition,* 1910. 1 vol. gr. in-8, 1300 p., 225 fig., cart. 25 fr.

Aide-Mémoire de Pharmacie, par Ferrand. 5e *édition,* 1891. 1 vol. in-18
jésus de 852 pages, 168 figures, cartonné.................... 8 fr.

Formulaire des Médications nouvelles, par le Dr Henri Gillet. 1910,
1 vol. in-18 de 300 pages, cartonné. 5e *édition*.................. 3 fr.

Formulaire des Médicaments nouveaux, par H. Bocquillon-Limousin,
22e *édition.* 1910. 1 vol. in-18 de 300 pages. cartonné.......... 3 fr.

Formulaire des Spécialités pharmaceutiques pour 1910, par le
Dr Gardette. 1910, 1 vol. in-18 de 417 pages, cartonné....... 3 fr.

Tableaux synoptiques d'Hygiène, par le Dr Reille. 1900, 1 vol. gr. in-8
de 200 pages, cartonné................................. 3 fr.

Traité d'Hygiène, publié en 20 fascicules sous la direction du Professeur
Chantemesse et du Dr Mosny. Chaque fascicule se vend séparément ainsi
que cartonné avec un supplément de 1 fr. 50.
1. *Atmosphère et climats,* 3 fr. — II. *Le sol et l'eau,* 10 fr. — III. *Hygiène individuelle,* 6 fr. — IV. *Hygiène alimentaire,* 6 fr. —
V. *Hygiène de l'habitation.* — VI. *Hygiène scolaire.* — VII. *Hygiène industrielle,* 12 fr. — VIII. *Hygiène hospitalière,* 6 fr. —
IX. *Hygiène militaire.* 7 fr. 50. — X. *Hygiène navale,* 7 fr. 50. —
XI. *Hygiène coloniale,* 12 fr. — XII. *Hygiène générale des
Villes,* 12 fr. — XIII. *Hygiène rurale,* 6 fr. — XIV. *Approvisionnement communal,* 10 fr.

Nouveaux Eléments d'Hygiène, par J. Arnould. 5e *édition,* 1907. 1 vol.
gr. in-8, 1050 pages, 252 figures, cartonné.................. 20 fr.

Précis de Médecine légale, par le Dr V. Balthazard. 1906. 1 vol. in-8,
408 p., avec 39 fig. noires, 2 pl. col., cart.................... 8 fr.

Précis de Médecine légale, par le Dr Ch. Vibert. 7e *édition,* 1908, 1 vol.
in-8 de 912 pages, avec 87 figures et 5 planches en chromo..... 10 fr.

Atlas-Manuel de Médecine légale, par le professeur Hofmann, de Vienne,
et Vibert. 1 vol. in-16, 170 p., avec 56 pl. col. et 193 fig., relié.. 18 fr.

Cours de Médecine légale, par le professeur P. Brouardel. 14 v. in-8. 127 fr. 50

Précis de Toxicologie clinique et médico-légale, par le Dr Vibert. 2e *édit.,*
1907. 1 vol. in-8 de 940 pages, avec figures et 1 planche coloriée. 10 fr.

Précis de Toxicologie, par A. Chapuis. 2e *édit.,* 1897. 1 vol. in-8..   9 fr.

Médication Gomènolée

ANALGÉSIQUE

Action calmante des plus marquées sur les douleurs rhumatismales, goutteuses ou névralgiques.

MODE D'APPLICATION. — Dans le rhumatisme : salicylate de méthyle, onctions ou frictions douces avec le baume de GOMENOL.

ANTI-COQUELUCHEUSE

Action réellement élective sur l'élément spasmodique, en même temps que disparaissent tous les symptômes secondaires.

MODES D'EMPLOI. — Injections intramusculaires d'huile gomenolée à 20 p. 100 à doses progressivement croissantes (commencer par 1 centim. cube); injections trachéales d'huile gomenolée à 5 p. 100, puis à 10 p. 100; petits lavements quotidiens d'huile gomenolée à 50 p. 100 (10 centim. cubes).

Sirop de GOMENOL (1 cuillerée toutes les demi-heures); frictions thoraciques avec le baume de GOMENOL; inhalations de GOMENOL pur; pulvérisations d'eau gomenolée.

ANTI-DIPHTÉRIQUE

Badigeonnages du pharynx et instillations dans l'oreille de GOMENOL pur, qui entrave efficacement la formation des fausses membranes; injections intramusculaires d'huile gomenolée à 20 p. 100, contre l'infection généralisée; inhalations de GOMENOL pur; pulvérisations d'eau gomenolée.

Médication Gomenolée

ANTI-GOUTTEUSE

Dans les accès douloureux, onctions des jointures malades avec le baume de GOMENOL.

ANTI-INFECTIEUSE

MODE D'ACTION. — En raison de sa puissante action antiseptique et de sa complète innocuité, le GOMENOL se range parmi les médications anti-infectieuses les plus énergiques. Il agit *in vitro* plus rapidement que l'essence de térébenthine, et *in vivo* a sur elle l'avantage de ne pas produire, en injection sous-cutanée, les abcès toujours observés avec cette substance (thèse de Rigaux).

Piqûre absolument indolore, doses injectables plus grandes ; on peut aller jusqu'à 5 grammes de produit actif en injections intramusculaires. et même davantage.

MODES D'EMPLOI. — Injections intramusculaires d'huile gomenolée à 20 p. 100, soit à raison d'une injection par jour de 8 à 15 centimètres cubes, soit de deux injections par jour de 6 à 8 centimètres cubes, selon la gravité de l'infection. Absorption de capsules ou de glutinules de GOMENOL ; addition aux boissons de quelques gouttes de GOMENOL pur.

ANTI-PNEUMONIQUE

Antisepsie pulmonaire.

MODES D'EMPLOI. — Injections intramusculaires d'huile gomenolée à 20 p. 100, absorption de capsules et de glutinules, inhalations de GOMENOL pur, pulvérisations d'eau gomenolée, onctions thoraciques avec le baume de GOMENOL.

Médication Gomenolée

ANTI-TUBERCULEUSE

PRINCIPE DE LA MÉTHODE. — Le GOMENOL est une essence puissamment antiseptique, dont l'élimination se fait par la surface pulmonaire. A défaut d'une action directe sur le bacille de Koch, il agit sur les bacilles qui lui sont associés, les détruit, et, par suite, atténue considérablement la gravité de l'infection tuberculeuse.

EFFETS. — Diminution de la toux et de l'expectoration, plus grande ampleur respiratoire, cessation de la fièvre, relèvement de l'état général.

MODES D'EMPLOI. — Injections intramusculaires profondes d'huile gomenolée à 20 p. 100, à doses progressivement croissantes et décroissantes. Commencer par 2 centimètres cubes, puis augmenter chaque jour de 1 centimètre cube jusqu'à ce qu'on arrive à la dose maxima personnelle du malade, variant entre 15 et 25 centimètres cubes ; les doses seront ensuite peu à peu abaissées.

Injections intra-trachéales d'huile gomenolée à 5 p. 100, puis à 10 p. 100.

Absorption de capsules de GOMENOL, de glutinules d'huile gomenolée ; lavements profonds d'huile gomenolée à 50 p. 100; inhalations de GOMENOL pur.

BALNÉATION INTERNE

1° Eau légèrement rougie additionnée de quelques gouttes de GOMENOL pur; 2° lavement journalier avec de l'eau gomenolée.

Médication Goménolée

ANTI-CATARRHALE

Le GOMENOL tarit l'hypersécrétion, décongestionne la muqueuse, permet à l'épithélium de se régénérer.

Modes d'emploi. — Capsules de GOMENOL (8 à 12 par jour), glutinules de GOMENOL (10 à 15 par jour). Inhalations et pulvérisations de GOMENOL pur, injections intratrachéales et intramusculaires d'huile gomenolée.

INTRATRACHÉALE

Huile gomenolée à 5 p. 100 ou à 10 p. 100. La dose moyenne à injecter à chaque séance (faite tous les jours ou tous les deux jours) est de 9 à 10 cent. cubes, mais mieux vaut débuter par 2 à 3 cent. cubes et augmenter progressivement la dose à chaque séance.

Pour ces injections on a le choix entre deux méthodes : 1° méthode simplifiée de Mendel, avec ses deux variantes : procédé médian et procédé latéral. 2° Méthode classique, à l'aide du miroir.

IONIQUE

Médicament des plus utilisables pour l'ionisation médicamenteuse. Essence végétale très volatile et puissamment antiseptique. Action particulièrement bienfaisante dans les métrites et dans les divers processus inflammatoires chroniques.

RACHIDIENNE

Solution huileuse ou mieux solution saline.

SÉRUMS ARTIFICIELS

Dans les infections graves, on a utilisé avec avantage la solution saline saturée de GOMENOL en injections intraveineuses.

INTRAITS DAUSSE

OU EXTRAITS PHYSIOLOGIQUES COMPLETS DE PLANTES FRAÎCHES STÉRILISÉES D'APRÈS LE PROCÉDÉ
PERROT - GORIS

INTRAIT DE DIGITALE

Poudre d'un beau jaune; très hygrométrique, entièrement soluble dans l'eau, elle représente le tanoïde inaltéré, contenu dans la plante fraîche, où la digitaline se trouve combinée; o,1o d'intrait de digitale correspondent en toxicité à un milligr. de digitaline cristallisée.

AMPOULES D'INTRAIT DE DIGITALE

pour injections hypodermiques : chaque centimètre cube contient 0,01 d'intrait, en solution aqueuse, et correspond, en toxicité, à 1/10 de milligramme de digitaline cristallisée.

(Comprimés, granules d'intrait de digitale, etc.)

BROUARDEL   Nouveau   *GILBERT*

TRAITÉ de MÉDECINE

et de Thérapeutique

Publié en fascicules sous la direction de MM.

A. GILBERT	L. THOINOT
Professeur à la Faculté de médecine de Paris,	Professeur à la Faculté de médecine de Paris,
Membre de l'Académie de Médecine.	Membre de l'Académie de Médecine.

AVEC LA COLLABORATION DE MM.

Achard, Apert, Aubertin, Auché, Aviragnet, Babonneix, Ballet, Balzer, Barbier, Barth, L. Bernard, Bezançon, Boinet, Boulloche, Brissaud, P. Carnot, Cartaz, Castex, Chauffard, P. Claisse, Claude, Courmont, Cruchet, Dejerine, Deschamps, Dupré, L. Fournier, Galliard, Gallois, M. Garnier, Gasne, Gaucher, Gilbert, Gouget, Grasset, Guiart, Hallé, Hallopeau, Hayem, Herscher, Hudelo, Hutinel, Jeanselme, Klippel, M. Labbé, Laederich, Lancereaux, L. Landouzy, Lannois, Laveran, Le Fur, Le Noir, Lereboullet, Léri, Letulle, L. Levi, Lion, Marfan, Marie, Marinesco, Ménétrier, Méry, Millan, Mosny, Netter, Parmentier, Pitres, Rauzier, Raymond, Ribierre, Richardière, Roger, Roque, Sainton, Sérieux, Sicard, A. Siredey, Surmont, J. Teissier, Thiercelin, Thoinot, A. Thomas, Triboulet, Vaillard, Vaquez, Villaret, E. Weil, Widal, R. Wurtz

DIVISION EN FASCICULES

CHAQUE FASCICULE SE VEND SÉPARÉMENT

Chaque fascicule se vend également cartonné, avec une augmentation de 1 fr. 50 par fascicule.

L'ouvrage complet coûtera environ 250 fr. On peut souscrire en envoyant un acompte de 100 fr.
Les fascicules 1 à 15, 17, 18, 20 à 22, 24, 27 à 29, 34, 38 sont parus.

Formulaire officinal et magistral international.
comprenant environ 4 000 formules tirées des Pharmacopées
légales de la France et de l'étranger ou empruntées à la
pratique des thérapeutistes et des pharmacologistes, suiv'
d'un mémorial thérapeutique. 4ᵉ *édition*, en concordance
avec la dernière édition du Codex medicamentarius et du
Formulaire des hôpitaux militaires, par le professeur
J. JEANNEL, 1 vol. in-18 de 1044 pages, cartonné..... 3 fr.

Ce Formulaire comprend quatre mille formules tirées des Pharmacopées légales de la France et de l'étranger, ou empruntées à la pratique des thérapeutistes
et des pharmacologistes les plus autorisés, avec les indications thérapeutiques,
les doses de substances simples et composées, le mode d'administration et
l'emploi des médications nouvelles.

Le Codex français et le Formulaire des hôpitaux militaires y sont intégrale-
ment reproduits.

*C'est le Formulaire le plus complet et le moins cher. Plus de mille
pages pour 3 francs.*

Formulaire de l'Union Médicale. 1200 formules favo-
rites des médecins français et étrangers, par le Dʳ GALLOIS.
4ᵉ *édition*, 1 vol. in-32 de 662 pages, cartonné....... 3 fr.

Ce recueil offre aux médecins un formulaire commode et facile à consulter.
Il ne présente que des formules rationnelles dont l'expérience a fait reconnaître
l'utilité ou empruntées aux médecins français les plus justement estimés et
aux médecins étrangers les plus connus. N'ayant en vue que la pratique journalière, il ne donne que des formules magistrales et, sous le titre de *traitement*,
résume les principales indications à remplir pour combattre efficacement
certaines maladies.

Formulaire de Thérapeutique infantile et de posologie, par le Dʳ FOUINEAU. Introduction par le professeur
HUTINEL. 1901, 1 vol. in-18 de 260 pages, cart....... 3 fr.

La première partie, consacrée à la Thérapeutique infantile, comprend le
traitement symptomatique des principales maladies, le régime, l'hygiène thérapeutique, la prophylaxie. Dans la deuxième, consacrée à la Posologie, on
trouvera les doses des médicaments usuels, les antidotes qui leur conviennent,
et, ce qui constitue l'originalité de ce Formulaire, des formules, suivant les
âges. La troisième partie traite des grandes lois de l'hygiène et de la physiolo-
gie de l'enfance.

Formulaire d'Hygiène infantile, par le Dʳ H. GILLET,
ancien interne des hôpitaux de Paris. — I. *Hygiène de l'enfant à la maison.* — II. *Hygiène de l'enfant à l'école, à la
crèche, à l'hôpital.* 1898, 2 vol. in-18 de 300 p., avec fig., car
tonnés. Chaque volume............................. 3 fr

Chez l'enfant, le médecin a besoin de faire bien plus œuvre d'hygiéniste
que de thérapeute : il lui faut donc détailler, *formuler* en termes précis les
mesures qu'il conseille de prendre à l'égard du jeune sujet.

Non seulement dans la clientèle privée, mais encore en dehors de celle-ci, le
praticien peut être, à titres différents, inspecteur des enfants en bas âge, inspecteur des écoles, membre de commissions d'hygiène, etc, ; consulté sur des ques-
tions d'hygiène infantile, il est bon qu'il puisse donner son opinion. De même,
le médecin, à la crèche, à l'hôpital, chaque fois qu'il se trouve en face d'une
agglomération d'enfants, a mission d'empêcher la propagation des maladies.

Guide pratique d'Hématologie et de Cytologie cliniques, par le Dr LEFAS, ancien interne des hôpitaux de Paris. Préface du professeur LAUNOIS. 1904, 1 vol. in-18 de 198 pages, avec figures coloriées, cartonné......... 3 fr.

Hématologie : technique, numération, mensuration, dosage ; morphologie des éléments ; hématologie clinique. — *Cytologie* : liquide céphalo-rachidien, épanchements péricardiques, ascites, épanchements pleuraux, hydrocèles, arthropathies, kystes, vésicules, urines, technique de l'inoscopie.

Guide pratique d'Urologie clinique, par le Dr J. ANDRÉ, chef du laboratoire des cliniques à l'École de médecine de Marseille. 1904, 1 vol. in-18 de 238 pages, avec figures, cartonné... 3 fr.

Dans son *Guide d'urologie clinique*, le Dr André s'est attaché d'abord à expliquer les modifications essentielles du liquide urinaire pendant la maladie. Il étudie ensuite : 1° les *corps anormaux* ; les albumines urinaires, le glycose, l'acétone ; 2° les *matières colorantes et les acides d'origine biliaire* ; indigogène, urohématine, diazo-réaction d'Erlich, leucine et tyrosine, cystine, alcaptone, graisse et urine chyleuse, les principaux médicaments facilement décelables ; 3° les *sédiments de l'urine* (acide urique, urates, oxalates, phosphates, carbonates, calculs urinaires, cellules, cylindres urinaires, spermatozoïdes, parasites animaux, bactéries). L'examen de la *perméabilité rénale* fait l'objet d'un chapitre spécial, dans lequel M. André expose : la recherche de la toxicité urinaire et les épreuves de l'iodure de potassium, du salicylate de soude, du bleu de méthylène, de la rosaniline, de la phloridzine. Il consacre ses derniers chapitres à la *cryoscopie des urines*, la diurèse moléculaire.

Guide pratique pour les analyses de Chimie physiologique, à l'usage des médecins, pharmaciens et chimistes, par le Dr MARTZ, pharmacien de 1re classe. 1899, 1 vol. in-18 de 264 pages, avec 52 figures, cartonné............. 3 fr.

Urine. Suc gastrique. Sérosités. Sang. Sperme. Pus. Lait. Bile. Salive. Calculs vésicaux, biliaires, stercoraux, salivaires. Matières albuminoïdes et ferments solubles. Albumines. Peptones. Poudres et extraits de viande. Diastase. Pepsine. Pancréatine.

Guide pratique de Technique opératoire, par le Dr J. BRAULT, professeur à l'École de médecine d'Alger. 1903, 1 volume in-18 de 332 pages, cartonné...... 3 fr.

I. *Ligatures d'artères.* — II. *Recherches des nerfs.* — III. *Amputations.* — IV. *Désarticulations.* — V. *Arthrotomie.* — VI. *Résections.* — Trépanations de la boîte crânienne. — Trépanations spéciales. — Résection des maxillaires. — Résection des membres. — Ostéoclasie. — Ostéotomie. — VII. *Incisions dans les principales localisations phlegmoneuses.* — Localisations phlegmoneuses sur la tête. — Localisations sur le cou. — Localisations sur les membres. — Localisations sur le tronc. — VIII. *Opérations de chirurgie générale.* — Cou. — Poitrine. — Abdomen. — Organes génito-urinaires.

Formulaires

COLLECTION NOUVELLE

*de 28 volumes in-18 comprenant 300 pages
illustrés de figures*

à 3 fr. et 4 fr.

le volume cartonné.

ANDRÉ, 1 vol. — BOCQUILLON-LIMOUSIN, 4 vol.
BOISSON, 1 vol. — BREUIL, 1 vol. — CAGNY, 1 vol.
CHATEAU, 1 vol. — FOUINEAU, 1 vol. — GILLET, 4 vol.
LA HARPE, 2 vol. — JEANNEL, 1 vol.
GALLOIS, 1 vol. — GARDETTE, 1 vol.
GAUTIER, 2 vol. — LEFAS, 1 vol. — MARTIN, 1 vol.
MARTZ, 1 vol.
PERRIN, 1 vol. — RECLU, 1 vol.
RÉGNIER, 1 vol. — THOMSON, 1 vol. — WEILL, 1 vol.

H. BOCQUILLON-LIMOUSIN

Manuel des Plantes médicinales coloniales et exotiques. 1905, 1 vol. in-18, 314 p., cart. 3 fr.

Formulaire des Médicaments nouveaux.
Introduction par le Dr Huchard, 22e *édition*. 1910, 1 vol. in-18 de 306 pages, cart.................... 3 fr.

Formulaire des Alcaloïdes et des Glucosides.
2e *édit.* 1 vol. in-18, 318 p., avec fig., cart.....: 3 fr.

Formulaire de l'Antisepsie et de la Désinfection.
3e *édition.* 1905, 1 vol. in-18, 320 p., avec fig., cart. 3 fr.

Formulaire des Médications nouvelles, par le Dr H. Gillet. 1910, 1 vol. in-18 de 280 pages, cart. 3 fr.

Formulaire des Régimes alimentaires, par le Dr H. Gillet. 1 vol. in-18 de 300 p., cart.. 3 fr.

Formulaire d'Hygiène infantile, par le Dr H. Gillet. 1898, 2 vol. in-18 de 300 pages, cart. Chaque volume................................... 3 fr.

Formulaire de Thérapeutique et de Posologie infantiles, par le Dr Fouineau. 1901, 1 vol. in-18, 300 pages, cart...................... 3 fr.

Formulaire des Spécialités pharmaceutiques par Gautier et F. Renault. 1 vol. in-18, cart... 3 fr.

Formulaire des Spécialités pharmaceutiques pour 1910, par le Dr Gardette. 1 vol. in-18, cart. 3 fr.

Formulaire des Eaux minérales, par le D^r de La Harpe. 3e *édit.* 1 vol. in-18 de 300 p., cart... 3 fr.

Formulaire des Stations d'hiver, d'été et de climatothérapie, par le D^r de La Harpe. 1 vol. in-18. 3 fr.

Formulaire Dentaire, par le Dr N. Thomson. 1 vol. in-18 de 288 p., cart........................ 3 fr.

Formulaire d'Hydrothérapie, par le Dr Martin. 1900, 1 vol. in-18, 300 pages, cart............. 3 fr.

Formulaire des Vétérinaires praticiens, par CAGNY, 7e *édit.* 1910. 1 vol. in-18, 322 pages, cart. 4 fr.

L'Art de formuler, par le Dr BREUIL. 1903, 1 vol. in-18, cart... 4 fr.

Formulaire de l'Union médicale, par le Dr GALLOIS. 4e *édition.* 1 vol. in-32 de 662 pages, cart. 3 fr.

Formulaire officinal et magistral, par J. JEANNEL. 4e *édition.* 1 vol. in-18 de 1 014 pages, cart. 3 fr.

Formulaire du Médecin de campagne, par le Dr GAUTIER. 1899, 1 vol. in-18, 300 pag., cart. 3 fr.

Hématologie et Cytologie cliniques, par le Dr LEFAS. 1904, 1 vol. in-18 avec pl. col., cart... 3 fr.

Dictionnaire Dentaire, par le Dr CHATEAU. 1903, 1 vol. in-18, cartonné...................... 3 fr.

Guide de l'Herboriste, par RECLU. 1905. 1 vol. in-18, 250 pages, cartonné.......................... 3 fr.

Guide pratique pour les analyses de Chimie physiologique, par F. MARTZ. Préface de M. LÉPINE, professeur à la Faculté de médecine de Lyon. 1899, 1 vol. in-18, 264 pages, avec 52 figures, cart. 3 fr.

Guide pratique pour l'analyse du Lai par J.-M. et P. PERRIN. 1909, 1 vol. in-18 de 344 pages avec 140 figures, cartonné.................. 3 fr.

Guide pratique d'Urologie clinique, par le Dr ANDRÉ. 1904, 1 vol. in-16, 300 pages, cart... 3 fr.

Guide d'Électrothérapie gynécologique, par le Dr WEILL. 1900, 1 vol. in-18, 300 p. et fig., cart. 3 fr.

Formulaire Hypodermique et Opothérapique, par L. BOISSON et J. MOUSNIER. 1899, 1 vol. in-18, 262 pages et 21 fig., cartonné.................. 3 fr.

Formulaire électrothérapique du Praticien, par le Dr RÉGNIER. 1899, 1 vol. in-18, 256 pages, avec 34 figures, cartonné....... .... 3 fr.

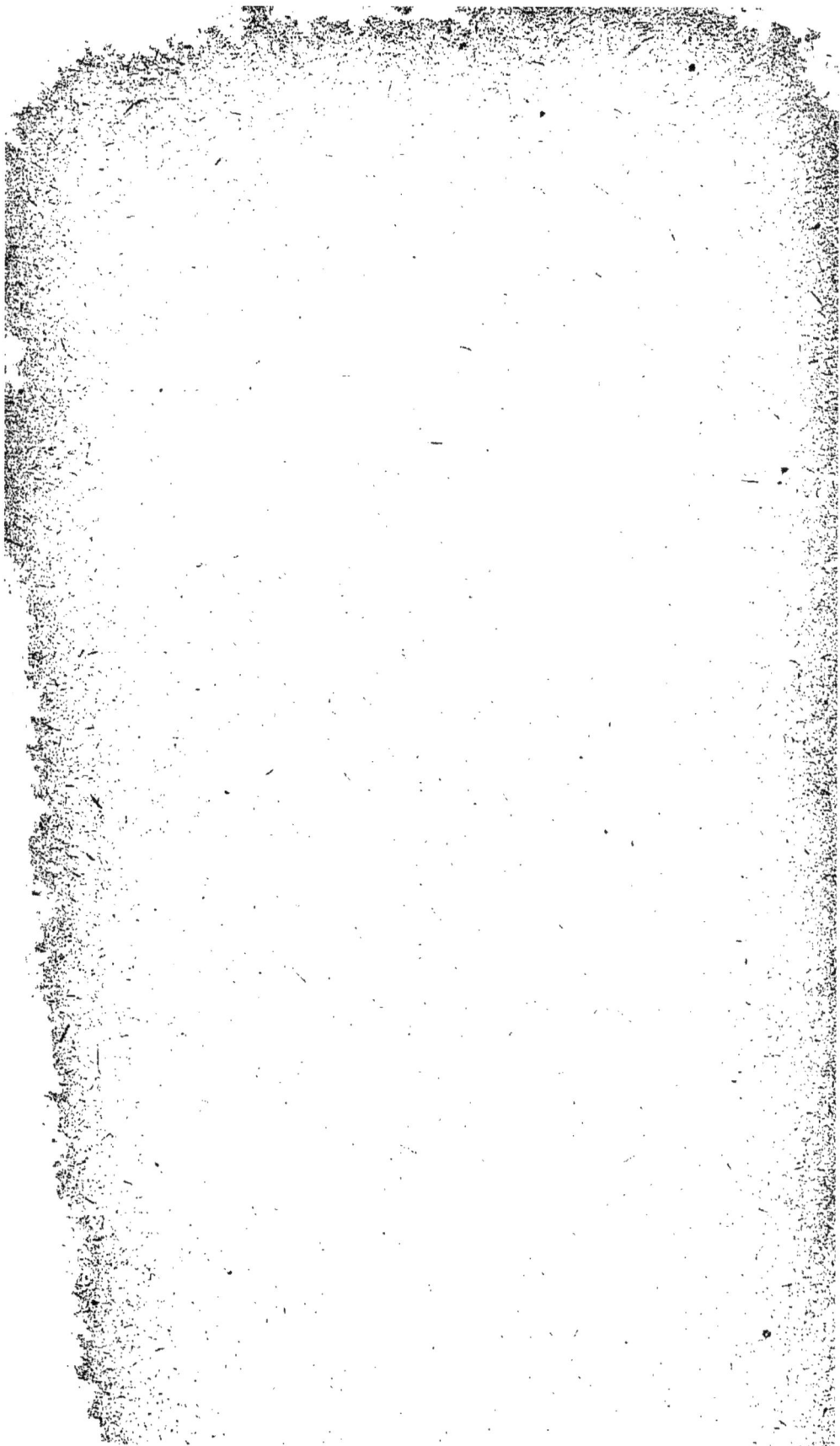

www.ingramcontent.com/pod-product-compliance
Lightning Source LLC
Chambersburg PA
CBHW070249200326
41518CB00010B/1743